99 GEHEIMTIPPS FÜR EIN LANGES LEBEN

REZEPTE. ÜBUNGEN. ALLTAGSHELFER.

Für Oma,
bis zum Jupiter
und zurück.

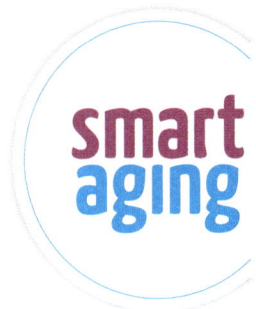

smart
aging

MARION GRILLPARZER

99 **GEHEIM-TIPPS** FÜR EIN

LANGES
LEBEN

REZEPTE. ÜBUNGEN. ALLTAGSHELFER.

CHRISTIAN

Inhalt

Vorwort

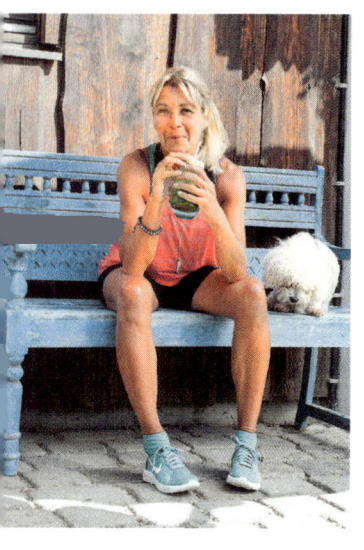

Du willst jung bleiben. Klar.
Will doch jeder. Funktioniert auch.
Mit einem Lavendelsäckchen
unter dem Kopfkissen, einem
Löffel Kurkuma-Paste in der
Mandelmilch, ein paar Worten an
die Dankbarkeit, ein bisschen
Gesichts-Akrobatik, einer Minute
Fersengang, dem Becherchen
Brühe fürs Teilzeitfasten …
Und noch ein paar kleinen, aber
umso wirkungsvolleren Tipps,
die man ganz einfach ins Leben
einbauen kann.
Genau 99 an der Zahl.

Ich freue mich jeden Morgen, wenn ich von der Berg-
haltung aus (im Yoga der gerade Stand) meine Hände neben
den Füßen ablegen kann – ohne mit den Knien zu schum-
meln. Ich freue mich über jedes »hast dich gut gehalten«.
Die Fältchen um die Augen werfen mich natürlich nicht
aus der Bahn. Und das »Schon-wieder-ein-graues-Haar«
auch nicht. Kann man alles wegmogeln, wenn man will.
Aber, wenn ich schlecht schlafe, keine Energie habe, der
Stress an meinen Nerven nagt – das mag ich überhaupt
nicht. Denn wenn ich dann in den Spiegel schaue, möchte
ich sofort einen Retourenschein ausfüllen, meinen Kopf
dem Postboten mitgeben und mir einen neuen bestellen.

Freilich: Mit dem Älterwerden hadern, das tut jeder dann und wann. Länger leben und gesund älter werden möchte halt jeder. Da fragt man sich: Was tun Altersforscher gegen das Altern? Das ist einfach: Kein Schweinefleisch essen, Rindfleisch nur vom Weiderind, regelmäßig bewegen. Wenig Süßes, wenig Fettes, weniger Kalorien, acht Stunden schlafen. Nicht rauchen, wenig trinken. Vitamine nehmen. Ganz ehrlich: Das reicht mir nicht.

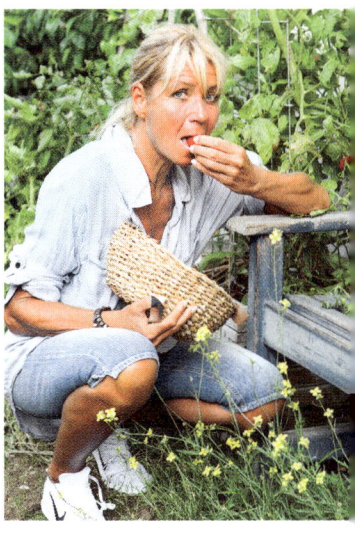

Ich denke, am wichtigsten ist, dass wir gerne älter werden. Dass wir nicht dagegen ankämpfen. Wer gegen seinen Körper kämpft, hat schon verloren. Im Gegenteil: Man darf ihn nutzen. Der Körper ist ein Drogenköfferchen. Er schenkt uns alles, was wir brauchen, um jung und frisch zu bleiben – und das ganz ohne Nebenwirkungen. So zum Beispiel Energie, Entspannung, Aufmerksamkeit, Ruhe … Die Knöpflein dafür stehen in diesem Buch.

Zu den guten »Ich-werde-gerne-älter-Gedanken« muss sich das Fühlen gesellen. Studien zeigen: Wer sich jung fühlt, lebt länger. Fühlen also. Jung fühlen. Wie geht das? Das kann man lernen. Ich hab' das von meiner Oma gelernt. Sie wurde 99,9 Jahre alt und steht sozusagen Patin für dieses Buch. Nun, ich geb' jetzt ihr Wissen und das der Altersforscher weiter.

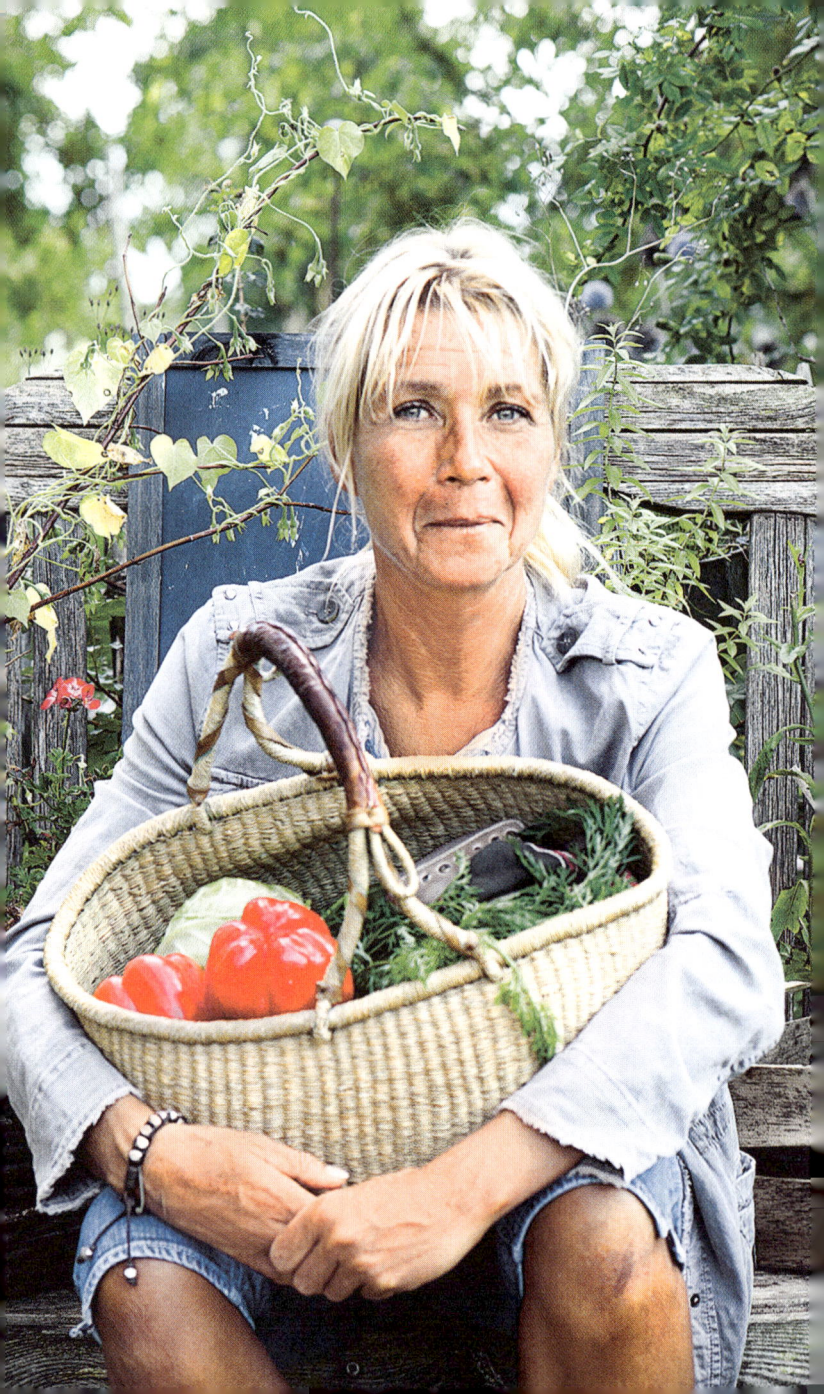

Wer ist klüger? Keine Frage! Die Auflösung steht auf Seite 22. Gleich nach jung fühlen kommt achtsam sein. Das heißt, man gibt dem Leben mehr Leben – jedem einzelnen Tag. Und das schenkt Lebensjahre. Und dann: Freunde haben. Das hat man, wenn man authentisch ist, direkt, offen, großzügig, ehrlich und liebevoll. Wenn man den Donald im Herzen hat (Seite 50). Seine Hara-Hachi-Bu-Suppe teilt (Seite 169), die Knoblauch-Zitronen-Paste verschenkt (Seite 29), mit dem Lovetuner Sorgen wegbläst (Seite 34), liebe Menschen zum Kochen und Essen einlädt (Seite 28) und, und, und.

Und freilich: Es gibt unter den 99 Geheimtipps auch solche, wie man Altersflecken retuschiert, Rentnerzellen überlistet, schön futtert und sich mit Superfood oder einem Gläschen Wein Lebensjahre dazu verdient.

Ich wünsche euch viel Spaß beim »smart agen«!

Herzlichst

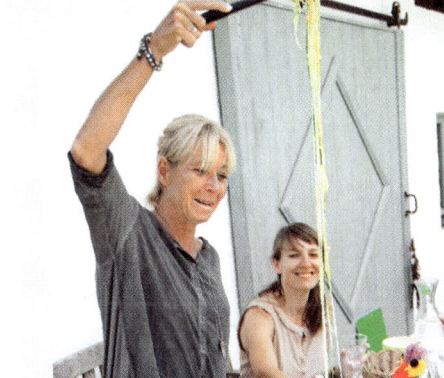

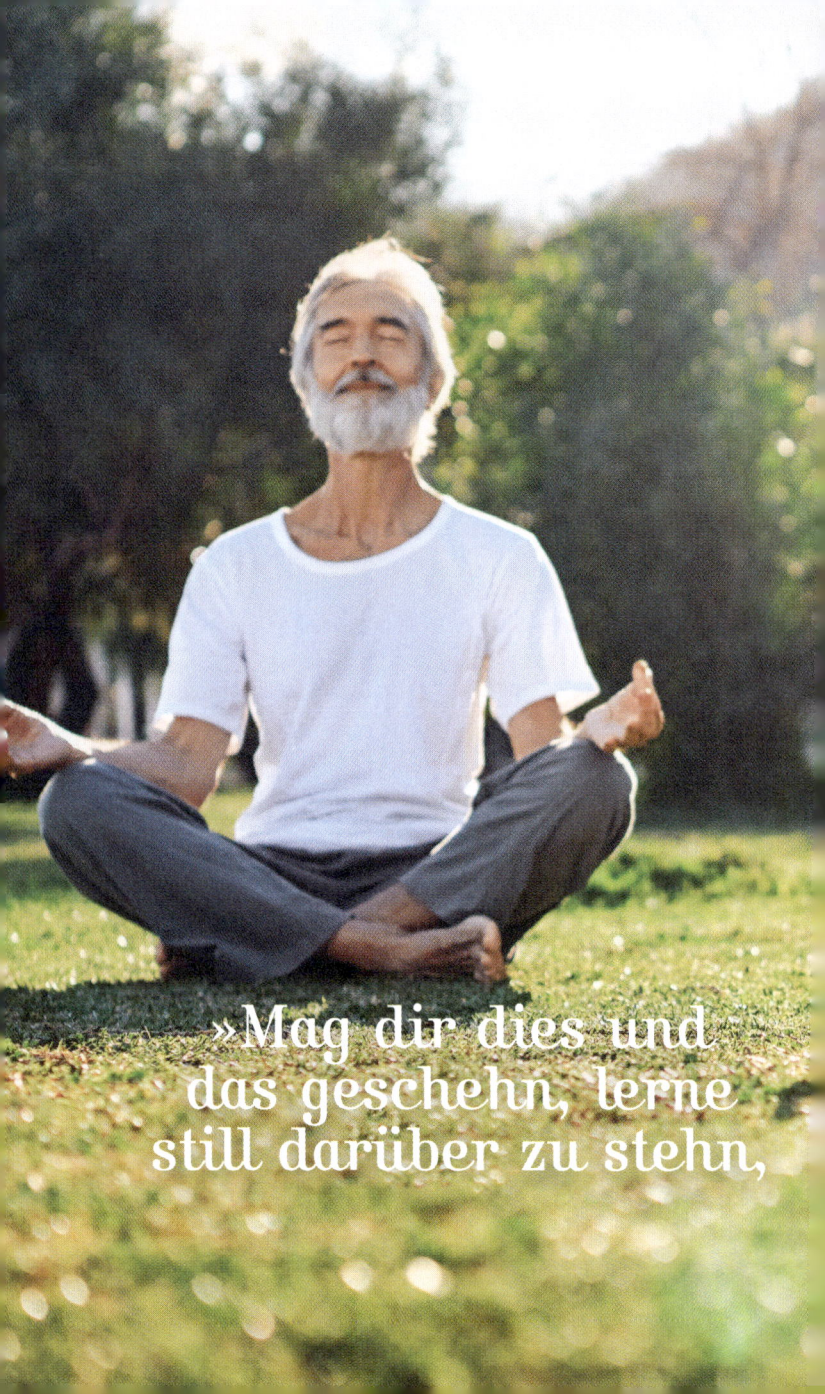

»Mag dir dies und
das geschehn, lerne
still darüber zu stehn,

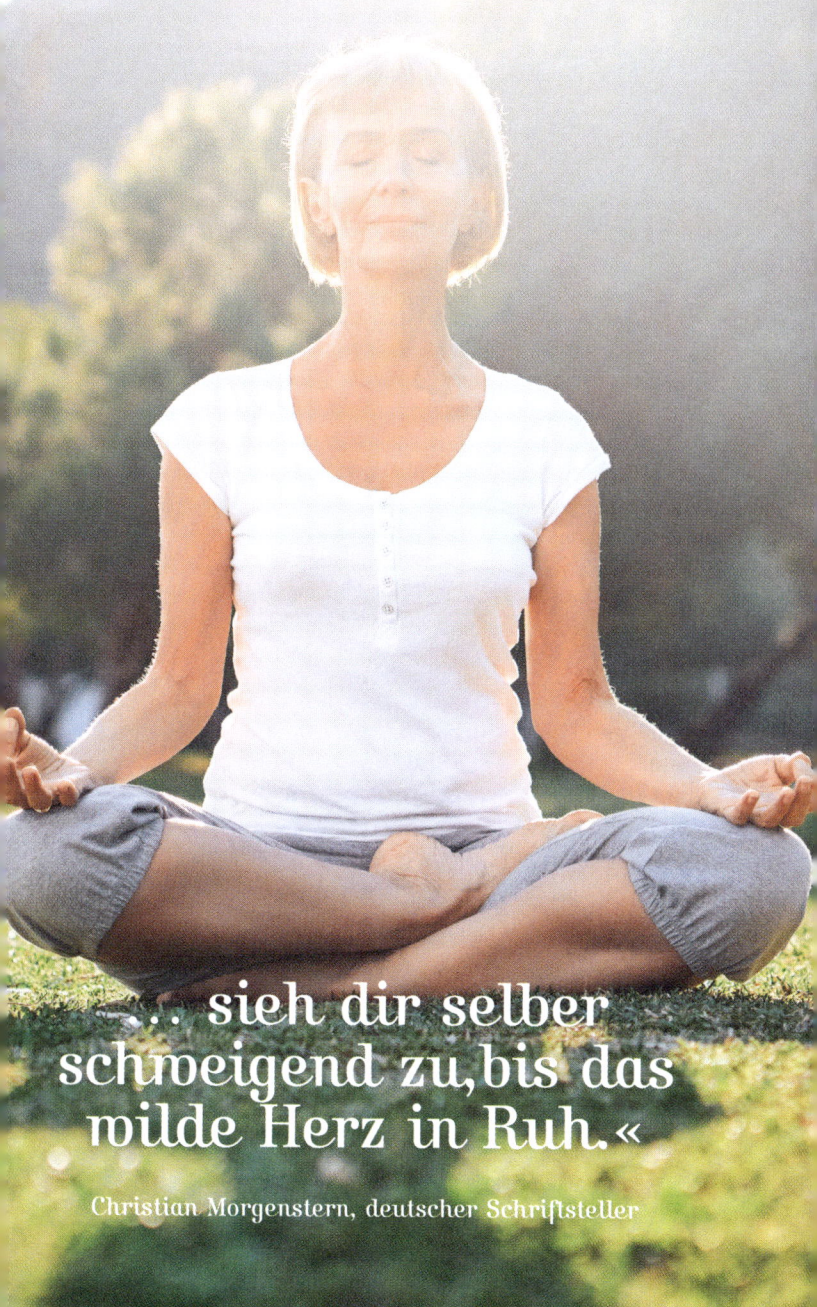

… sieh dir selber schweigend zu, bis das wilde Herz in Ruh. «

Christian Morgenstern, deutscher Schriftsteller

1 Sich jung fühlen

Was steht im Pass? Völlig uninteressant. Das biologische Alter kann um Jahrzehnte darunter liegen.

Sein biologisches Alter kann man messen: Knochendichte, Vitalkapazität der Lunge, Blutwerte, oxidativer Status, Phasenwinkel der Zelle, auch die Länge der Telomere (der Zündschnüre des Lebens; siehe auch Seite 18) kann man mittlerweile für viel Geld bestimmen lassen. Eigentlich unwichtig. Kommen Sie mit den Handflächen auf den Boden? Wie sieht es mit der Schnappatmung aus, wenn Sie ein, zwei, drei oder fünf Stockwerke rauf sprinten? Und: Zählen Sie zur glücklichen Spezies der Genießer? Das ist wichtiger.

Aber am allerwichtigsten ist: sich jung fühlen! Denn neueste Studien (University College London) zeigen: Sich jünger zu fühlen reicht, um das Leben zu verlängern. Darum darf man auch jeden Tag etwas tun, was das Kind in einem weckt: durch Pfützen springen, auf dem Trampolin hüpfen, Sandkuchen backen – und diesen mit ernstem Gesicht verschenken …

Neugierig sein

Tu täglich etwas Neues!
Dann rostest du nicht ein.

Eine der Smart-Aging-Strategien auf den ersten fünf
Plätzen. Sich von der Neugierde aus der Komfortzone
vertreiben lassen, Grenzen ausloten, wachsen, leben.
Gewohnheiten lassen starr werden, lassen rosten. Alles,
was sich verändert, ist lebendig. Der Motivator für lebens-
lange Lebendigkeit: Neugierde! Beim Spaziergang, bei
der Arbeit, im Kochtopf …

Was sich lohnt, auszuprobieren? Dörren. Raw. Kraftbrühe
kochen. Fermentiertes essen. Dinkel statt Weizen. Glyx-
Rezepte. Smoothies … Über 150 gesunde Rezepte aus aller
Welt stehen in *Smart Aging* (auch von mir, erschienen im
Christian Verlag). Um täglich etwas jünger
zu werden!

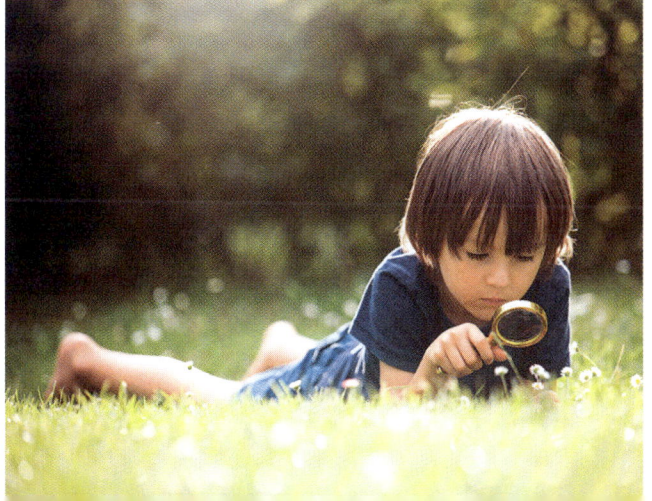

3 Tonleiter

**Ja, es gibt sie, die Tonleiter zur ewigen Jugend –
am besten erklimmt man sie schon morgens
unter der Dusche.**

Ich habe das Glück, einen Freund zu haben, der Tenor ist.
Er heißt Gregor Prächt. Und er hat einmal zu mir gesagt:
»Jeder kann singen.« Nun, das hab' ich ihm erst einmal
nicht so recht geglaubt. Bei meinem Kehlen-Output …
Ich durfte im Schulchor nur die Triangel schlagen. Gregor
schlug einen Deal vor: »Du hilfst mir beim Abnehmen.
Und ich geb' dir Gesangsunterricht.« Als ich das am
Abend Wolf erzählte, sagte er: „Nette Idee. Ich fürchte
aber, dass da nur einer Erfolg hat." Am nächsten Tag fand
ich eine CD im Briefkasten. Mit einem Post-it, worauf
stand: »Üb' schon mal ein paar Minuten!« Auf dem Weg
zum Pferd legte ich die CD, auf der »Marions Vokalisen I«
stand, in den CD-Player. Und Gregors Stimme sang wunderbar gehaltvoll: A-E-I-O-U. A-E-I-O-UUU. AAA-EEE-III-OO-
UUU. Und sang und sang, Terzen und Quarten und Ton-
folgen die Tonleiter rauf. Ganz rauf. Und wieder runter.
In allen Tonarten. Dann: »Lascia-mi-amore … amore-lascia-
mi!« Ich sang mit. Im Auto. An der Ampel. Mit offenem
Verdeck. Erst als Fido von hinten laut mitjaulte, sah ich die
Menschen, die nicht über die Straße gingen, obwohl es
grün war …

Also schön war das sicher nicht, was ich da von mir gab.
Aber es war berauschend. Ich war wie berauscht. Die Luft,
die da reinkommt beim Singen, und der Seelenmüll, der
den Körper verlässt: »Lasciaaaaa-mi-amooooore!« Und ich

sang noch auf dem Pferd im Wald. Ich sang auf dem Weg zurück. Und am Computer. Und dann sang ich nicht mehr. Drei Tage lang. Weil ich nämlich überhaupt keinen Ton mehr herausbrachte. Was Gregor bei unserem nächsten Treffen folgendermaßen kommentierte: »Bist du verrückt? Drei Stunden Stimmübungen? Das macht kein Stimmband mit. Zehn Minuten am Anfang, dann langsam steigern.«

Singen verändert das Leben, macht fröhlich und es schenkt noch etwas obendrein: eine geradere Haltung und mehr Selbstbewusstsein. Singen macht glücklich. Richtig glücklich. Man fühlt sich jung und befreit und fröhlich, vom kribbelnden Scheitel bis zu den Fußspitzen runter. Am besten beginnt man morgens mit der ersten Übung. Mit einem Buch auf dem Unterbauch. Tief einatmen, so dass sich der Unterbauch mit Luft füllt, das Buch sich hebt. Und beim Ausatmen muss es oben bleiben. Man brummt langsam den Ton raus – bis nix mehr an Luft drin ist im Bauch. Fünf Minuten. Damit man die perfekte Atemstütze findet. Den tiefsten Punkt, von dem der Atem gleichmäßig rausströmt. In einem mir angenehmen Brummton.

Mein Mann Wolf ist das erste Mal ziemlich erschrocken. Aber er hat sich dran gewöhnt. Er erträgt es sogar mit Fassung. Ja, ich glaube, er freut sich irgendwie darüber. Weil ich nämlich kein Morgenmuffel mehr bin, seit ich im Bett brumme und unter der Dusche singe.

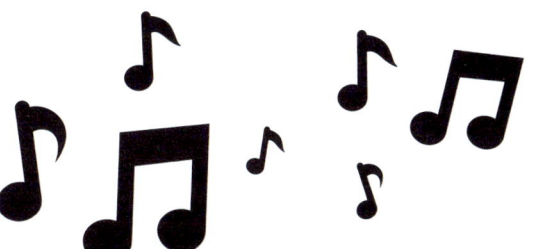

4 Telomere austricksen

Beginnen wir mit etwas Wissenschaft. Denn, nur
was Wissen schafft, hat die Kraft, etwas zu verändern.
Uns jünger zu machen. Zum Beispiel.

Wir müssen immer tun. Von selbst geht nix. Nur das
schnelle Altern. Und hier müssen wir eben ein bisschen
die Bremse einlegen. Beginnen wir mit den Telomeren.

Telomere sind die Schutzkappen an den Enden unserer
Chromosomen. Diese Schutzkappen schwinden im Laufe
der Jahre, mit jeder Zellteilung ein Stück. Sind sie weg,
ist die Zelle – und irgendwann ihr Besitzer – tot.

Verhindern kann dies ein Enzym namens Telomerase.
Solange es aktiv ist, werden die Schutzkappen repariert,
die Zelle stirbt nicht.

Die Länge der Telomere ist zudem auch noch verknüpft
mit der Gesundheit. Je kürzer die Telomere, desto häufiger
tauchen Diabetes, Herzinfarkt, Demenz, Schlaganfall und
Co. auf.

Die Länge kann man übrigens messen, kostet in Spezial-
labors etwa 500 Euro. Günstiger ist es, das selbst zu testen:
Wie weit komme ich im Stehen mit den Händen auf den
Boden? Wie lange kann ich am Stück dauerlaufen? Je
ausdauernder und je elastischer man ist, desto länger sind
die Telomere.

Und wie kann man die Telomere austricksen? Indem man auf die Hundertjährigen guckt. Was tun die denn? Schlank bleiben. Je höher das Übergewicht, desto kürzer die Telomere. Rauchen verkürzt die Telomere, genauso wie Stress. Wer meditiert und wer sich viel bewegt, hat auch die längeren Telomere. Sekundäre Pflanzenstoffe aktivieren die Telomerase. Epigallocatechingallat, Resveratrol oder Tocotrienole, die zum Beispiel in grünem Tee, Trauben (Wein) oder Weizengras vorkommen, können helfen, die Telomerlänge zu erhalten und die Zellalterung zu verzögern. Genauso wie das Vitamin D.

Was machen Hundertjährige noch? Magere Zeiten fördern das lange Leben. Körperliche Arbeit auch. Genauso wie das Leben auf dem Land und gesundes Essen, verheiratet sein, viele Freunde haben, ein aktives neugieriges Leben leben, an etwas glauben und – das finde ich auch sehr, sehr wichtig – Gutes tun.

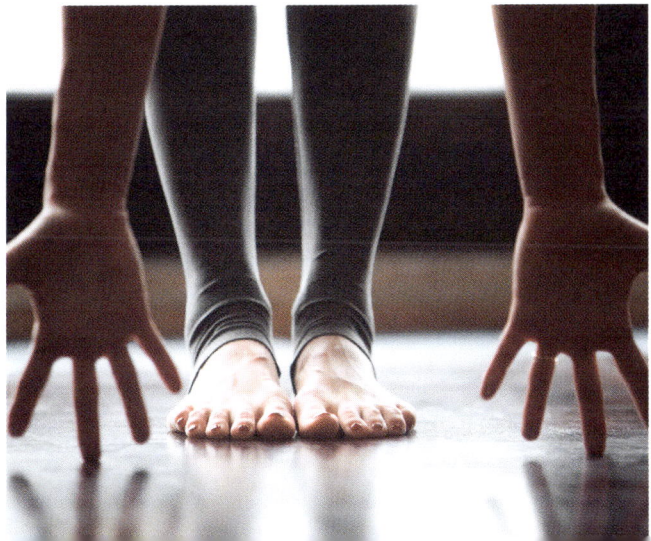

5

FITNESS

Füße hoch!

Kräftiges Herz, klarer Kopf, weniger Falten. Funktioniert so: Einfach mal die Welt auf den Kopf stellen.

Ein Muss für jeden Tag: Blutfluss umkehren. Die Welt auf den Kopf stellen. Das beruhigt und entlastet das Herz, verjüngt die Haut, weckt das Hirn. Man kann sich das leicht machen, muss nicht gleich wie ein Yogi in den Kopf-stand gehen. So geht's ganz einfach: Den Po auf ein bis zwei Kissen legen, Wirbelsäule gerade am Boden, die Füße zeigen in den Himmel. Die Schultern liegen schwer und entspannt am Boden, die Arme neben dem Körper, die Handflächen zeigen nach oben. Noch entspannter: Das L mit den Beinen an der Wand bilden, die schweren Beine entlasten und neue Kraft tanken. Drei bis fünf Minuten reichen völlig aus.

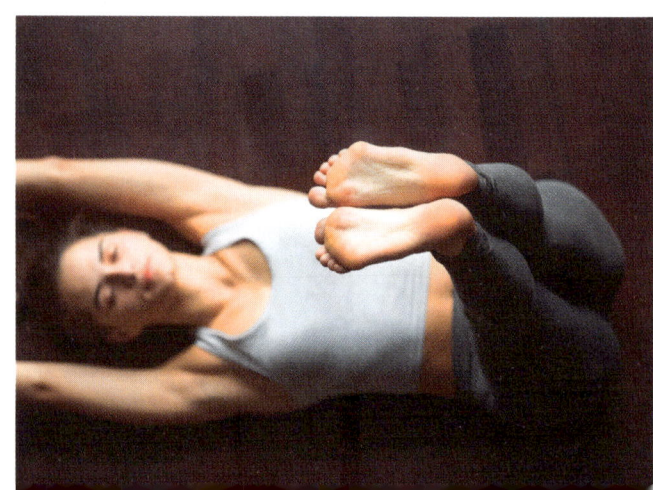

Seilspringen

**Jünger fühlen, jünger sein.
Das schafft das Seil binnen weniger Minuten.**

Auch das traditionelle Springseil geht mit der Zeit:
Heute heißt es Jump Rope. Und was anno dazumal Seil-
springen hieß, heißt heute Rope Skipping. Wie auch
immer: Ob im Park, im Studio, im Verein, allein oder im
Team – es macht immer Spaß und hat einen enormen
Effekt. Seilspringen bringt muskulöse Beine, formt Ober-
arme und Schultern, es schult außerdem Koordination
und Balance und verbessert das Körpergefühl. Auch dem
Herz-Kreislauf-System tut Rope Skipping gut: Zehn
Minuten springen sind so effektiv wie 20 Minuten joggen.
Für diejenigen, die ein paar Pfunde verlieren wollen,
gibt's auch eine gute Nachricht, denn Seilspringen verbrennt
um die 400 Kilokalorien in 30 Minuten. Außerdem ist
es ein extrem effektives Training für die Faszien. Jeder
Sprung stärkt das Bindegewebe von Kopf bis Fuß. Vorsicht
aber mit starkem Übergewicht und Gelenkproblemen!
Dann lieber aufs weiche Trampolin.

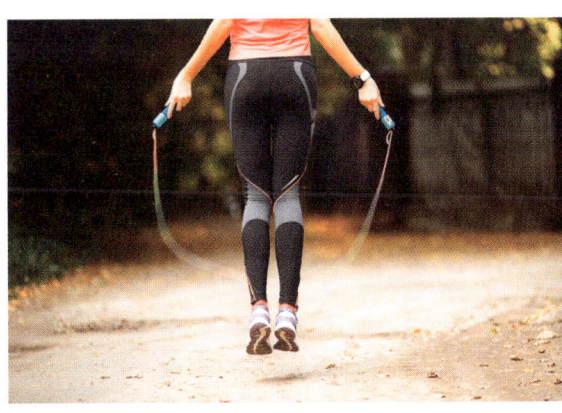

7 Auf Oma hören

An erster Stelle meiner Stay-young-Wissensvermittler steht meine Großmutter, die 1912 geborene Charlotte von La Rosée, Enkeltochter des Malerfürsten Franz von Lenbach. Sie erlebte zwei Weltkriege – und wurde 99,9 Jahre alt. Meine Oma ist für mich Liebe bis zum Jupiter und zurück und Weisheit pur.

Darum mein Rat: Wer eine Oma hat, sollte einfach auf sie hören. Vor allem, wenn sie so weise ist wie meine. Meine

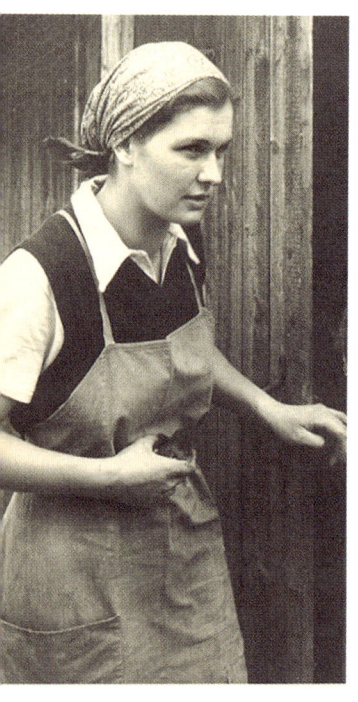

Oma überlebte die Not im Krieg. Lebte auf dem Land. Hielt Bauern Vorträge über Hühnerhaltung. Las Bücher von Rudolf Steiner. Ging im Reformhaus einkaufen. Aß jeden Morgen Kräuterquark und trank abends ein Glas Rotwein. Und sie nahm immer einen Schluck Wasser in den Mund, wenn sich ein Streit anbahnte. Der verweilte dort, bis sich die Wogen glätteten. Freilich hatte sie immer recht, sogar dann, wenn sie zum zehntausendsten Mal sagte: »Kind, zieh' warme Unterhosen an.« Ja, ich war schon 50.

Mir gefiel, dass sie nachts, wenn sie nicht schlafen konnte, im Zimmer stand und boxte: »Tai Chi, hab' ich im Fernsehen gesehen, beruhigt.« Mir gefiel auch, dass sie mir jedes Mal, wenn ich kam, einen neuen Akupressurpunkt zeigte aus ihrem zerfledderten roten Buch: »Wenn ich das nicht hätte, würd' ich schon längst unter der Erde liegen.« Zugegeben, ein wenig geniert hab' ich mich schon, wenn sie im Bioladen mal wieder austestete, ob die Tomate wirklich ungespritzt ist. Das ging so: Tomate in die rechte Hand, linken Arm auf der Seite ganz lang ausstrecken und dabei den Nächststehenden boxen. Um dann auch noch die Bitte nachzuschieben, er möge doch mal versuchen, ihr den Arm runterzudrücken. O-Ton: »Geht das ganz leicht, dann ist das Gemüse gespritzt. Das macht man so in der Kinesiologie!«

Was Lieblings-Omas so empfehlen

- Dankbarkeit für die Birne vom Baum
- Barfußlaufen für funktionierende Organe (Reflexzonenmassage!)
- Akupunktur für ein langes Leben
- Kinesiologie für ungespritztes Gemüse
- Dinkelkissen für gesunden Schlaf
- Brennnesseltee für die Frühjahrskur
- Essigspülung für glänzendes Haar
- Einen Esslöffel Leinsamen im Müsli für selbiges
- Calcium phosphoricum (morgens) und Calcium carbonicum (abends) für feste Nägel
- Vitamin E und Haushaltsgelatine gegen Gelenkentzündung

8 Schutzengel-Meditation

»Danke, lieber Schutzengel!« summt's während meiner Laufrunde durch den Kopf. Das wirkt doppelt auf unser Mindesthaltbarkeitsdatum ein: Es macht stressresistent und freut den persönlichen Lebensretter.

Jede Faser tut mir weh. Gott-und-Schutzengel-sei-Dank nur das. Denn das hätte anders ausgehen können: In meinem Auto fahre ich ganz gemütlich, da seilt sich links vor mir eine Spinne ab. Ich sag': »Weißt du was, ich nehme dich mit in den Reitstall, da gefällt es dir bestimmt.« Vor lauter Freude schießt die Spinne auf mein Gesicht zu. Und das wollte ich nun nicht so unbedingt und komm' vor Schreck von der Straße ab, schieße auf einen schwarzweißen Pfeiler zu, reiße das Auto gerade noch rum auf die Straße zurück, auf die Gegenfahrbahn, einem Chiemsee–gebräu-LKW entgegen … und mein Schutzengel lenkt mich auf meine Seite zurück. Da saß mir das Herz in den Kniekehlen. Und der Eimer voll frisch angerührtem Getreidebrei für mein Pferd Kurti gleitet in braunen Wogen über meine weißen Stoffsitze.

Da fällt mir natürlich mein Freund Michael Bauer ein. Sein ganzes Leben auf Sinnsuche lebte er als Benediktinermönch und mit Zen-Buddhisten. Und er sagt: »Ich mag meinen Schutzengel. Da gibt's nix! Hand aufs Herz, er ist einer der ganz wenigen, die dir nicht auf den Wecker gehen, wenn sie ständig an deinen Fersen kleben.« Und er sagt auch: »Vergiss das Danke nicht! Du wirst sagen, das ist sowieso sein Job, mir Gutes zu tun und so. Schon

richtig, aber ein Danke verleiht Schutzengeln noch größere Flügel.« Und darum gibt es immer wieder eine kleine Minimeditation für meinen Schutzengel. Einfach fünf Minuten lang locker lächelnd vor sich hinlaufen und ein Herzensgespräch mit seinem Schutzengel führen. Einen inneren Monolog: »Danke, lieber Schutzengel, stärke und beschütze mich.« Michael sagt: »Während des Schutzengelgesprächs fokussiert man sich automatisch auf den gegenwärtigen Augenblick. Stellt das Grübeln und Kreisen um das kleine Ego ein. Bleibt im Hier und Jetzt. Und das ist heilsam. Das hält jung.«

So kann man auf seinem eigenen Mini-Jakobsweg meditativ laufend die Seele entschlacken.

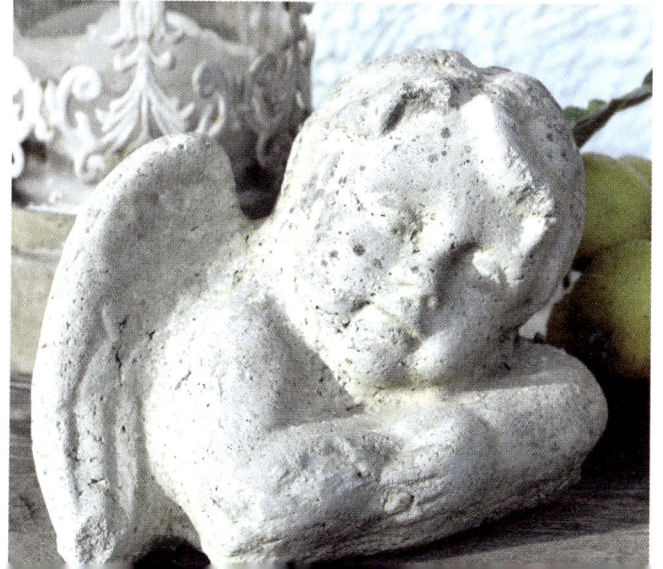

9

Hungern?

Kalorien reduzieren verlängert die Lebenszeit. Ist so.
Macht aber mitunter nicht immer Spaß.

Nach dem Essen reagiert der Körper immer mit einer
Entzündungsreaktion. Darum raten so manche Anti-
Aging-Jünger, nicht häufiger als ein- bis zweimal am Tag
etwas zu essen (so sehen sie dann auch aus, wie echte
Hungerhaken). Weniger essen drosselt die postbrandialen
Inflammationsreaktionen des Körpers. Strenge Kalorien-

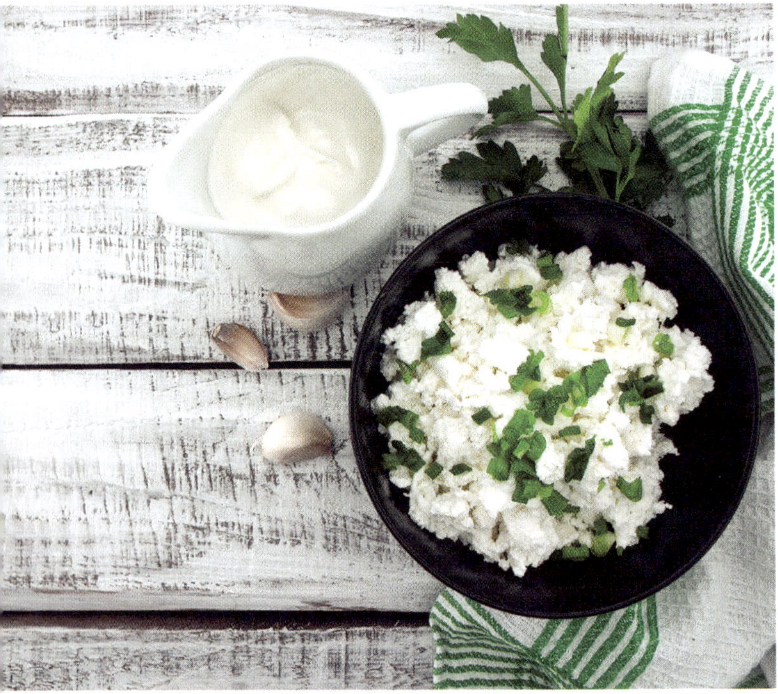

reduktion hat auch so manchem Rhesusaffen schon ein um einige Jahre längeres Leben geschenkt. Studien zeigen: Füttert man Affen auf Dauer weniger Kalorien, erhöht sich ihre Lebenserwartung um 30 bis 50 Prozent. Der Grund: Die verminderte Kalorienzufuhr senkt die Stoffwechselrate und damit die Bildung freier Radikale, die die Körperzellen zerstören. Kalorienrestriktion mindert den Wert des Entzündungsparameters CRP (C-reaktives Protein). Das schützt vor Herzinfarkt, Demenz, Krebs.

Nun, man kann sich das auch ein bisschen leichter machen. Heißt: Nicht ständig essen. Also nicht dauernd snacken. Denn »viele kleine Portionen essen« lautet der Expertenrat, der uns am schnellsten *six feet under* bringt. Lieber dreimal pro Tag etwas essen. Und wenn zwischendurch Hunger aufkommt, nichts essen, was Insulin lockt. Also weizen-, zucker- und stärkefrei snacken. Ein Ei. Ein Stück Tofu. Quark mit Kräutern …

Man sollte grundsätzlich Industriezucker und Weißmehl minimieren, gehärtete Fette weglassen. Und Dinge essen, die antiinflammatorisch wirken. Siehe auch die Superfood-Liste auf Seite 40 und Tipp 138 zum Erwecken des inneren Doktors. Wir wissen heute: Eine Mischung aus Kurkuma, Rotwein, Knoblauch, Beeren und Kohlgemüse kann effektiv alle Entzündungsreaktionen im Körper hemmen. Sprich: jede Menge Lebensjahre schenken.

10 Koch lieber selbst

Selbst kochen ist das allerwirkungsvollste Long-Living-Rezept – und das, was (mitunter) am besten schmeckt.

Forscher der John Hopkins University in Baltimore fanden heraus, dass sich Menschen, die für sich selbst kochen, gesünder ernähren – und das ist nun mal die Grundlage für ein längeres Leben. Man kann das auch übersetzen: Iss nichts, in dem was drin ist, das du nicht verstehst. Wie zum Beispiel Adipinsäure oder Polyvinylpolypyrrolidon. Ein Blick aufs Etikett und schon gewinnt man mindestens zehn Jahre.

Wer nicht selbst kochen möchte, lässt eben kochen – von einem lieben Menschen, der das gerne tut. Hauptsache frisch, Hauptsache gesund, Hauptsache hausgemacht. Und die Rezepte, die dem Ganzen noch die Long-Life-Krone aufsetzen? Jupp, die stehen in *Smart Aging*. Dem großen Bruder von diesem Buch, erschienen im Christian Verlag.

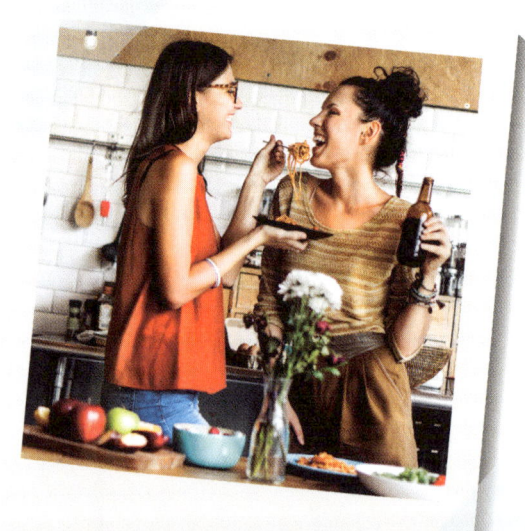

Knoblauch-Zitronen-Paste

Ein Löffel täglich schenkt uns 16 Jahre.

Dieses Rezept ist, so heißt es, 5000 Jahre alt und stammt aus dem Kaukasus. Bei genauer Einhaltung von Zubereitung und Einnahme des Anti-Aging-Muses sollen sich unsere Zellen um 16 Jahre verjüngen.
Naja … es muss nicht haargenau stimmen. Es muss nur wahr sein.

Knoblauch-Zitronen-Paste
Für 1 Glas – 10 Minuten

3 kleine Bio-Zitronen
1 Knoblauchknolle
100 g Petersilienwurzel

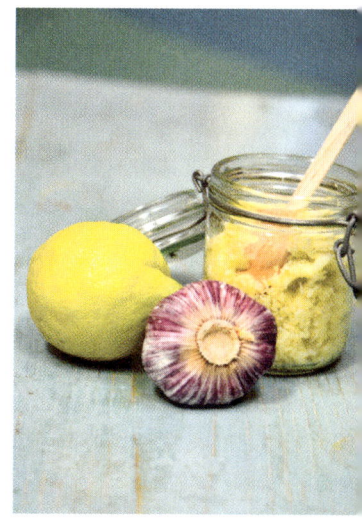

Die Zitronen waschen und vierteln, den Knoblauch abziehen, die Petersilienwurzel putzen und klein schneiden. Alles in einen Hochleistungsmixer geben und gut durchpürieren. In ein Weckglas abfüllen. Jeden Abend einen Löffel davon essen.

Mama zum Muttertag und Vater zum Vatertag schenken. Eine wundervolle Geste. Am besten zusammen mit diesem Büchlein.

12 Mit Hanteln bewegen

**Täglich produziert unser Körper Anti-Aging-Medizin.
Immer dann, wenn wir die Muskeln benutzen.**

2007 entdeckte die dänische Forscherin Bente Pedersen,
Professorin für integrative Medizin, hormonähnliche
Botenstoffe in aktiven Muskeln, die sie Myokine nannte.
Die verbrennen genau das Fett, das am falschen Ort
sitzt. Unsere Problempölsterchen. Die Myokine halten
unsere Gefäße und auch die Leber gesund, sie wirken
sogar aufs Gehirn und schützen vor Demenz. Und: Sie
lassen Muskelzellen wachsen und hemmen Entzündungen –
beides macht uns schlank.

Myokine sind Überredungskünstler. Zum Beispiel über-
reden sie Organe und Gewebe dazu, untätige weiße Fettpölsterchen in stoffwechselaktives braunes Fettgewebe
umzuwandeln. Das nennt sich Thermogenese und aus Fett
wird Wärme produziert.

Hinter dieser wundervollen Wirkung steckt Irisin, welches
von unseren Muskeln produziert wird, wenn wir laufen
oder 20 Minuten auf dem Trampolin tanzen. Irisin steigert
die Insulinsensitivität (beugt also Diabetes vor) und
kann wunderbar beim Fettschmelzen helfen.

Nun noch das Myonectin. So heißt die einzige Rettung,
wenn man mit Hungerdiäten den Stoffwechsel ruiniert
hat, den Kalorienverbrauch auf magere 600 Kilokalorien
gedrosselt hat. Das haben ganz viele. Die können hungern
und nehmen nicht mehr ab. Myonectin bringt den

Stoffwechsel wieder in Gang. Es wird im Muskel produziert, wenn wir uns bewegen und genug Vitalstoffe essen. Der Grundumsatz geht wieder in die Höhe.

Ach ja, meine liebsten Hanteln sind übrigens die Schwung-massehanteln. Die kann man auf dem Trampolin benutzen. Sie erhöhen den Trainingseffekt um 30 Prozent. Und machen auch die alten Winkeärmchen jung und straff.

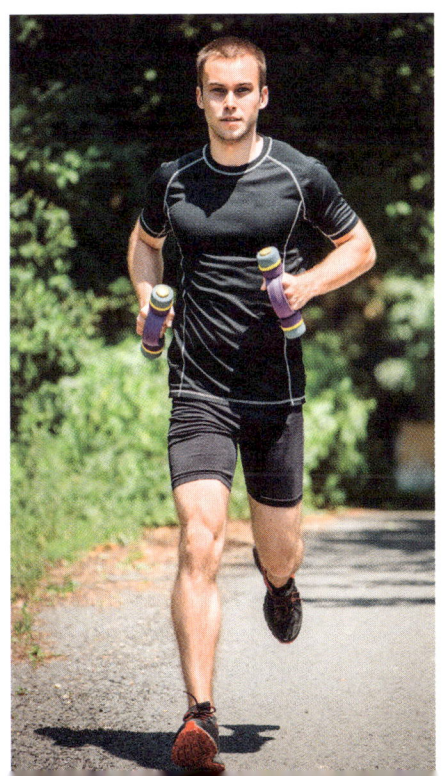

13 Erdbeerfasten

Die leckerste Art und Weise, mit einem Fastentag den Körper zu entschlacken. Und das Leben zu verlängern.

Ich weiß noch, wie ich als Kind die Erdbeeren in Omas Garten gepflückt und gegessen habe. Ich erinnere mich an die Besuche auf den Erdbeerfeldern. Prägend. Der Duft frischer Erdbeeren weckt kindliches, ungetrübtes Glück. Die ersten Früchtchen der Saison sind noch nicht zuckersüß. Aber sie sind rot. Erdbeerrot. Und kurvig wohlgeformt. Im Mund massieren die kleinen hartschaligen Nüsschen auf dem Fruchtfleisch angenehm Zunge und Gaumen. Und wenn das feste Fruchtfleisch auf Druck ganz sanft nachgibt, tröpfelt der erdbeersüße Saft auf die Zunge.

Was wir nicht schmecken, unser Körper aber spürt: Erdbeeren machen glücklich mit jeder Menge Folsäure. Ihre Aromastoffe wecken das Kind in uns. Lassen uns jung fühlen. Und sie halten schlank, weil sie Minuskalorien liefern. Erdbeeren bestehen zu 90 Prozent aus Wasser und haben gerade mal 32 Kilokalorien pro 100 Gramm, dazu Vitamine und Mineralstoffe satt. Die roten Alleskönner enthalten mehr Vitamin C als Orangen. Folsäure und Eisen schützen gegen Blutarmut, Kalzium die Knochen vor Osteoporose. Kalium und Magnesium stärken das Herz, zudem enthalten Erdbeeren Salicylsäure, die Beschwerden von Gicht und Rheuma lindert. Das alles braucht man nicht zu wissen, aber man spürt es …
Und 70 Billionen Körperzellen sagen Danke für einen Erdbeertag.

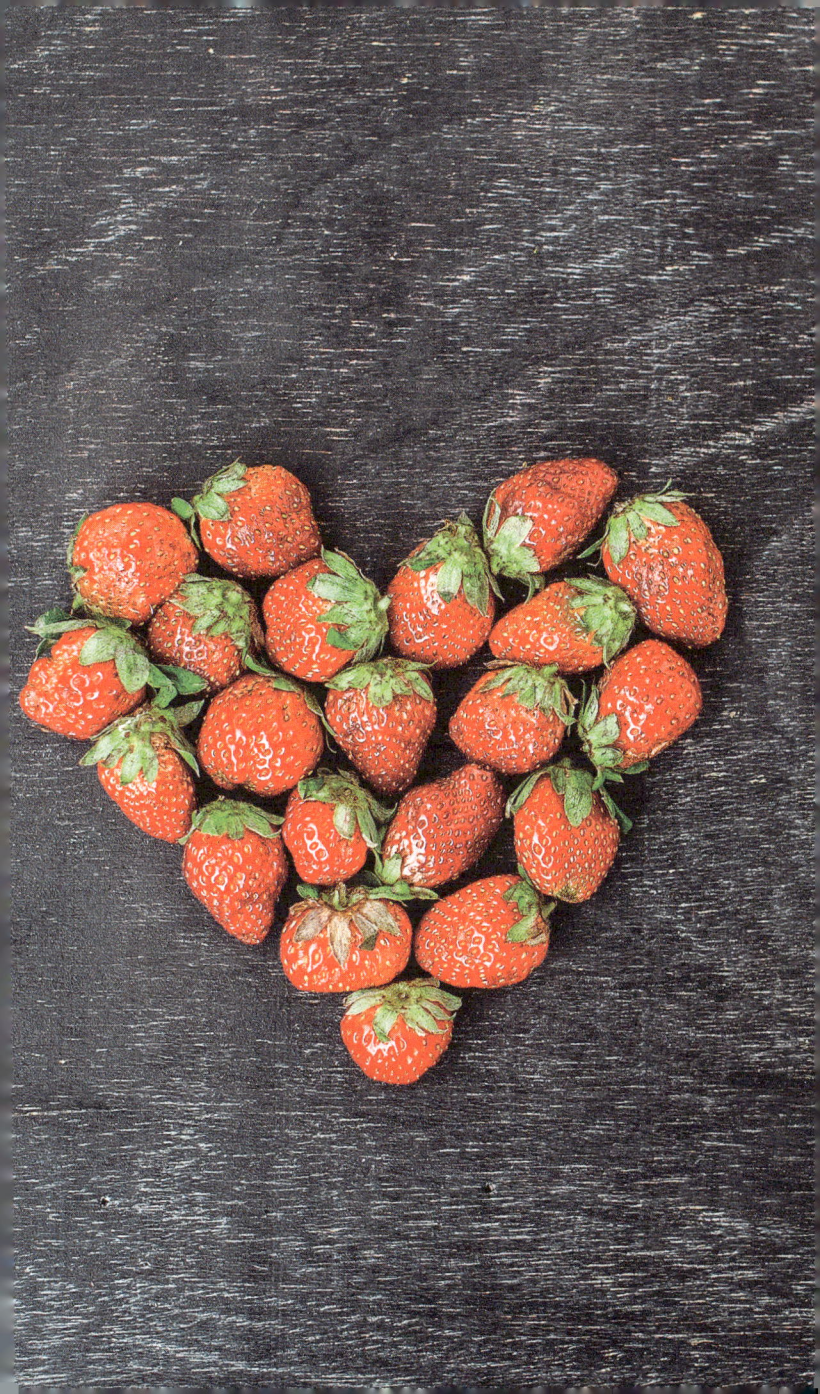

14 Lovetuner

Ein Instrument für alle, die keine Zeit zum Meditieren haben. Bringt uns sofort ins Hier und Jetzt.

Kommt Stress auf, sollte man sofort was tun! Den Atem hat man immer dabei. Lange einatmen, noch länger ausatmen, Luft anhalten. Einatmen, lange ausatmen, Luft anhalten … Das Einatmen ist das Geschenk des Ausatmens. Yogis machen das mit dem US-Trend-Flötchen, dem Lovetuner. Einfach fünf- bis zehnmal ganz lang pusten – und ganz nebenbei verlängert man die Ausatmung, aktiviert den Parasympathikus, beruhigt sich sofort. Und das Ganze noch mit der Healing-Ton-Frequenz von 528 Hertz. Ein Klang, der heilt, Zufriedenheit und Ruhe bringt. Den Lovetuner empfiehlt übrigens der berühmte Arzt und Philosoph Deepak Chopra.

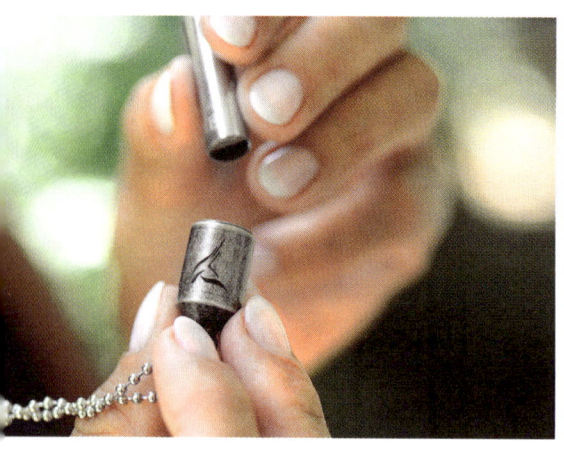

Realistische Ziele setzen

Man sollte nicht jedem guten Länger-Leben-Ratschlag Glauben schenken. (Meinen schon!) Und das realistische Ziel im Kopf behalten.

Normalerweise geht Wolf morgens mit den Hunden. Das tut er seit zwei Wochen nicht. Und darüber bin ich gar nicht glücklich – keine Ehefrau und Hundemutter wäre das. Er ist oben im Schlafzimmer. Und ich muss in die Kälte. Heute bin ich nur ganz kurz gegangen. Was die Hunde nicht glücklich gemacht hat. Aber ich wollte einfach wissen, was Wolf da oben macht …

»Siehst du doch, … Liege … stüt … zen«, keucht's aus ihm raus. Auf meine Frage »Hast du 'ne Freundin?« schmeißt er mich raus. Ich solle ihn gefälligst seine Übungen machen lassen.

Später hat er mir dann erzählt, dass er einen Motivationsspruch gelesen habe, nämlich dass 50 Liegestützen kein Problem seien. Man müsse nur mit einer beginnen und jeden Tag eine weitere dranhängen, dann hätte man nach 50 Tagen auch 50 Liegestützen. Und darum hat er dann am 1. Januar mit einer Kniebeuge und einer Liegestütze angefangen. Er meinte, das Ganze hätte nur einen Haken: »Man merkt dann bei 15 Liegestützen, dass der Motivationsspruchschreiber noch nie in seinem Leben auch nur eine Liegestütze gemacht hat.« Jetzt geht er morgens wieder hoch motiviert mit den Hunden.

16 Mein Achtsamkeitstag

**Mit allen Sinnen durch den Tag,
verjüngt am Abend ankommen.**

- **Aufwachen. Innehalten. Hinhören.** Was tut sich in der Welt meiner Ohren? Am besten gleich die Brumm-Meditation. Mit Healing-Ton (siehe Seite 34).
- **Ab unter die Dusche.** Wie fühlt sich das Wasser auf der Haut an? Und wie die vielen Bürstenstriche, die ich Kopfhaut und Haar nun endlich mal gönne?
- **Augen auf.** Ganz genau! Wie sieht der Mensch aus, der mir an diesem Morgen als Erstes begegnet? Müde, fröhlich, angespannt? Da könnte ich ja gleich mal darüber reden und …
- **… gut zuhören.** Dafür nimmt man sich morgens selten Zeit. Funktioniert übrigens wunderbar, wenn man den Löffel Öl zum Ölziehen (siehe Seite 116) im Mund hat.
- **Smoothie mixen.** Ein pures Achtsamkeitstraining. Wie fühlt sich der Apfel an, wie riecht er, wie knackt er, wie schmeckt er? Das Feldsalatblatt, die Kakaonibs?
- Die Haustür fällt ins Schloss. **Geratter im Kopf abstellen, die Welt angucken.** Wirklich. Was höre, fühle, rieche ich? Was sehe ich? Mit dem Herzen?
- Immer wieder bei dem, was ich heute so tue, eine **Achtsamkeitssekunde** einlegen, in der ich mir mit allen Sinnen bewusst mache, was ich tue.
- **Bremse rein.** Sich bewusst nicht hetzen, nicht unter Druck setzen. Dieser Tag ist eh viel zu kurz.
- Zu den Menschen, die mir heute begegnen, probiere ich mal **von Herzen Danke** zu sagen. Bei wem funktioniert es?

Hier kann man sich meine
Brumm-Meditation runterladen
(und noch vieles mehr).

»Achtsamkeit ist die
Pause zwischen zwei
Gedanken.«

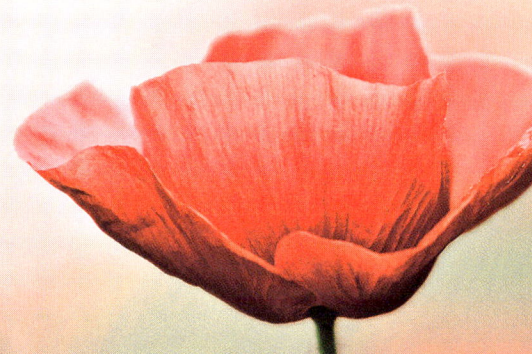

Eckhart Tolle,
Bestsellerautor

17 Rentnerzellenerlass

Autophagie. Heißt: Zellkannibalismus anregen.
Weg mit altem ausgedientem, renitentem,
meuterndem Zellmaterial. Ja, das ist gesund!

Jüngst bekam der Japaner Yoshinori Ösumi den Nobel-
preis für seine Forschung an einem ungewöhnlichen
Jungbrunnen: für seine Arbeiten um die Autophagie. Das
Sich-selbst-Verdauen der Körperzelle. Was steckt dahinter?

Ab 40 schwächelt die Immunmüllabfuhr. Alte, ausgediente,
sogenannte seneszente Zellen liegen plötzlich einfach so
herum. Sterben nicht ab, sondern machen Probleme. Sie
meutern. Die »Rentnerzellen« senden Signale an die um-
liegenden Zellen: »Komm, stell' auch deine Arbeit ein!« Das
Immunsystem wird schwächer, Bindegewebe erschlafft,
Muskeln schwinden, Knochen werden brüchig, die Seh-
schärfe lässt nach. Und je mehr seneszente Zellen da
sind, desto größer das Unheil: chronische Entzündungen,
Arteriosklerose, Demenz, Arthritis, Infarkte, Krebs. Die
ideale Lösung: Man bringt die Zelle dazu, den internen
Müll einfach selbst wegzuschaffen, sich ständig selbst zu
heilen, sich zu verjüngen. Genau das nennt man Autophagie. Das kann man wunderbar selbst beeinflussen. Mit
Lifestyle-Medizin: Gesund essen, clever bewegen, richtig
entspannen. Das schiebt das Rentnerdasein der Zellen weit,
weit hinaus.

Was hilft im Detail?

- **Teilzeitfasten.** Abends die Kohlenhydrate weglassen. Oder morgens nur ein Becherchen Brühe. Siehe Seite 92.
- **Sport treiben.** Zum Beispiel einfach täglich 20 Minuten aufs Trampolin.
- **Spermidin.** Die Substanz, die nicht nur in Spermien, sondern auch in Fermentiertem steckt, in vergorenen Sojabohnen, Weizenkeimen und Zitrusfrüchten.
- **Kurkuma** (siehe zum Beispiel Golden Milk Seite 89).
- **Quercetin** (in Zwiebeln, Grünkohl, Salat, Tee, Apfelschalen) und Resveratrol (in Traubenschalen, Rotwein, Erdnusshaut, Kakaobohnen).

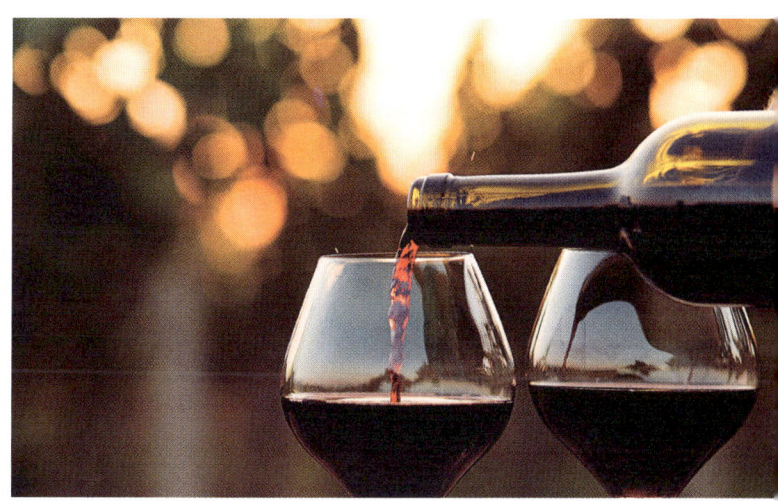

GESUNDHEIT

17

18 Superfood

Zu jeder Mahlzeit ein Superfood einplanen – am besten ein heimisches.

Superfood hilft beim Abnehmen und Entgiften, stärkt mit einem hohen Gehalt an Antioxidantien das Immunsystem, fördert die Konzentration, verhütet chronische Krankheiten, stärkt die Sehkraft, hält jede Zelle jung, schenkt Energie, gute Laune und eine schöne Haut.

Wichtige Vertreter
Chiasamen, Gojibeeren, Aronia, Moringa, Açai, Quinoa, Yacón.

Noch wichtigere Vertreter, weil heimisch
Leinsamen, Wildkräuter, Heidelbeeren, Walnüsse uvm.

30-mal Superfood

1. Olivenöl
2. Kurkuma
3. Sauerkraut
4. Wildkräuter
5. Blaubeeren
6. Hering
7. Kohl
8. Walnüsse
9. Leinsamen
10. Kaffee oderTee
11. Kakaobohnen
12. Wein(trauben)
13. Joghurt
14. Ingwer
15. Knoblauch
16. Zitrone
17. Koriander
18. Zimt
19. Honig
20. Quinoa
21. Äpfel
22. Shiitake
23. Meeresfrüchte
24. Wild
25. Geflügel
26. Schwarze Bohnen
27. Zwiebeln
28. Granatapfel
29. Kokosnuss
30. Gerstengras

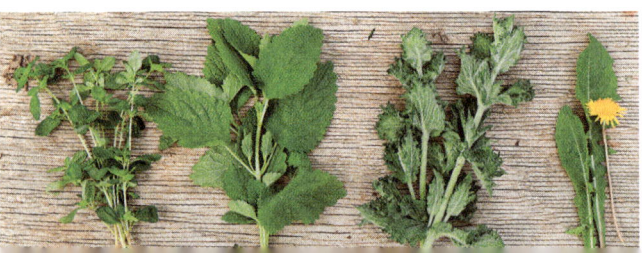

Four Apples a Day

Der Apfel entstresst und hebt die Laune.
Und schützt einen auch noch vor den Dritten.

In 15 Minuten Stress fiebert das Gehirn 34 g Zucker weg, der Körper 300 mg Vitamin C, dazu Magnesium, Kalzium, Kalium. Wie kann man das ausgleichen? Mit einem Apfel! Oma hat mir ja damals schon zwei Äpfel für die Schule eingepackt. Irgendwann aß ich wegen meiner netten Dental-hygienikerin Frau Braun noch einen Apfel mehr. Sie sagte: »Jeder sollte jeden Tag einen Apfel essen. Kraftvoll rein-beißen. Verhindert Zahnsteinbildung und Parodontose. Der Apfel putzt nämlich da, wo die Zahnbürste nicht hinkommt.« Rund 300 Apfel-Wirkstoffe kennen die Forscher. Vor allem in den roten Wangen stecken Anthocyane, die freie Radikale fangen. Ein Red Delicious kann im Reagenzglas Darmkrebs-zellen um 43 Prozent reduzieren, Leberkrebszellen um 57 Prozent. Herzexperten schätzen, dass man 50 Prozent der Infarkte vermeiden kann, wenn man täglich Äpfel isst. Der Apfel putzt Ablagerungen aus den Gefäßen. Er senkt den Cholesterinspiegel (mit Pektin), stärkt das Immun-system und ist ein Nerventonikum – der Apfel beruhigt. Also isst man den ersten Apfel morgens auf nüchternen Magen, gibt ihn zum Beispiel samt Kerngehäuse in den Smoothie. Dann entfalten seine Phenole ihre Gesund-wirkung am besten. Fürs Immunsystem und fürs Herz. Einen isst man tagsüber, wenn's stressig ist. Und einen vor dem Schlafengehen – fürs gute Einschlafen. Den vier-ten für den Zahnarzt bringt man auch noch unter, bevor Kukident die Regie übernimmt.

20 Drogenköfferchen Körper

Der Körper ist ein Drogenköfferchen. Man muss nur auf den richtigen Knopf drücken und heraus kommt das, was wir gerade brauchen, um jung und frisch zu bleiben – ohne Nebenwirkungen: z.B. Energie, Entspannung, Aufmerksamkeit, Ruhe …

Wer seinen Körper wahrnimmt, kann ihn auch nutzen. Der Körper hält nämlich einen wunderbaren Cocktail an Hormonen und Nervenbotenstoffen für einen bereit, die einen entspannen, die einen fröhlich stimmen, die einen glücklich machen, die wach machen, die selbstbewusst machen … Hier mal drei beispielhafte Körperknöpfe …

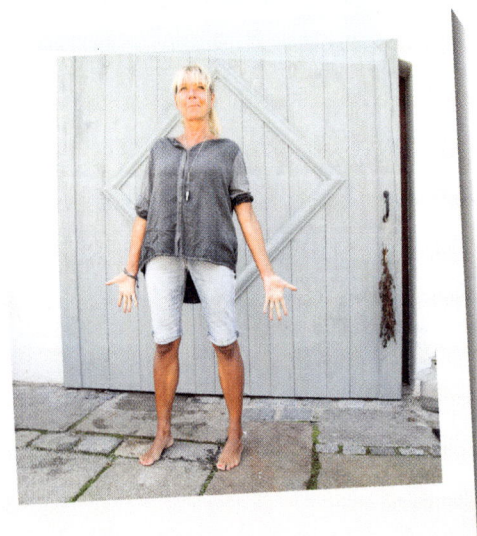

Ohren entfalten

Massieren Sie Ihre Ohrmuscheln leicht ziehend von innen nach außen, als ob Sie sie auseinanderfalten wollten. 15 Sekunden lang. Sie laden Ihren Körper mit Energie auf, verbessern die Aufmerksamkeit. Die Konzentration. Kann man auch immer mal wieder im Büro machen. Günstiger für den Körper als der Schokoriegel.

Neuropeptiddusche

Aufrecht hinstellen und schon steigt der Testosteron-spiegel an, unser Hormon der Dynamik und des Antriebs. Also: Breitbeinig hinstellen, auf die Zehenspitzen kommen. Arme über die Seite anheben und Richtung Himmel strecken. Wirbelsäule lang auseinanderziehen, sich vorstellen, man hinge an einem imaginären Goldfaden, Kinn leicht anheben, Brust raus. Zehnmal tief und gleichmäßig atmen. Alles locker lassen. Wie fühlen Sie sich? Frisch? Frei? Selbstbewusst? Jede Körperzelle hat mit dieser kleinen Übung Drogen in Form von Neuropeptiden und Hormonen freigesetzt, die das gute Gefühl herbeizaubern und quasi ein inneres Stehaufmännchen aktivieren.

Diskussionsvorbereitung

Schütteln wir den Kopf, lehnen wir die Vorschläge unseres Gegenübers viel eher ab, als wenn wir vorher ein wenig nicken. Also drei Minuten lang kräftig nicken. Dann in die Streitrunde gehen – und ungestresst herauskommen. Man könnte auch den anderen vorher drei Minuten lang nicken lassen. Ja, das könnte man.

21 Bunte Antipasti

Eine geniale Smart-Aging-Möglichkeit, das Gemüsekonto aufzustocken – vor allem für Zeitlose: Antipasti aus dem Glas.

Warum heißen die eigentlich Antipasti? Sicher nicht, weil man nicht »pro« wäre, sondern weil man sie vor – also »anti« – der Mahlzeit – »pasto« – isst. Also zum Beispiel eingelegtes Gemüse als Appetithappen. Antipasti senken wie der Salat den Glyx (glykämischer Index) des Menüs, das lockt weniger vom Dickhormon Insulin. Und sie versorgen den Körper mit den Zauberstoffen aus Gemüse. Für Zeitlose ein wunderbares to go: einfach mittags im Büro das Glas öffnen, rausgabeln, etwas Kerne-Brot dazu. Man kann die Antipasti freilich auch vorher auf einen Teller tun.

Antipasti aus Gemüse
Für 1 Glas à 500 ml – 1 Stunde

1 große Aubergine
je 1 rote, grüne
   und gelbe Paprikaschote
1 große Zucchini
250 g kleine Champignons
   oder Austernpilze
1 große Zwiebel
3 Knoblauchzehen
6 Zweige Thymian
1 Zweig Rosmarin

1 TL getrocknete
Kräuter der Provence

Für die Marinade
12 EL Aceto balsamico
7 EL Olivenöl
Salz
frisch gemahlener
   schwarzer Pfeffer

ERNÄHRUNG

1. Den Backofen auf 220 °C (Umluft 200 °C) vorheizen. Aubergine waschen, putzen und würfeln. Kräftig einsalzen und 15 Minuten ziehen lassen.

2. Gemüse putzen, Zwiebel abziehen. Alles in mundgerechte Stücke schneiden und auf einem tiefen Backblech verteilen. Thymian und Rosmarin abbrausen, Blätter abzupfen und hacken. Mit den Kräutern der Provence auf dem Gemüse verteilen.

3. Für die Marinade Balsamico mit Olivenöl und 150 ml Wasser verquirlen, salzen und pfeffern und über das Gemüse gießen. Im Backofen auf der mittleren Schiene 40 Minuten garen, ab und zu wenden.

4. Das Gemüse samt Sud in eine Schale umfüllen. Antipasti gleich genießen oder erst abkühlen lassen.

5. Zum Haltbarmachen noch heiß in Einmachgläser geben und mit Olivenöl aufgießen, sodass keine mit Luft gefüllten Hohlräume mehr übrig bleiben.

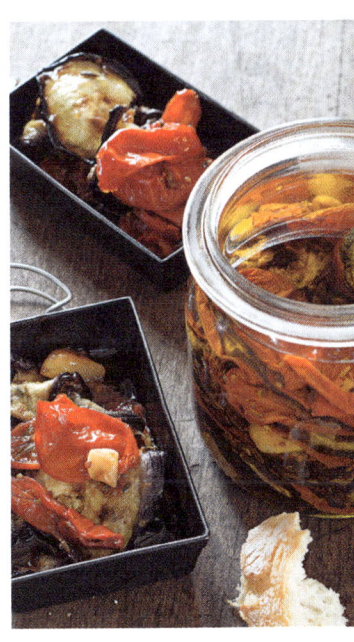

22 Carpe diem!

**Wörtlich: Pflücke den Tag. Ja, klar! Immer gerne.
Diese Einstellung hält jung. Aber wer hilft denn dabei,
den Tag zu pflücken? Und wann hat man dem das
letzte Mal von Herzen Danke gesagt?**

Das ist mir heute früh mal wieder so richtig klar geworden,
als ich den Carpe-diem-Zettel am Spiegel gesehen hab' –
und gleich daneben den täglichen Carpe-diem-Erfüller,
meinen Körper. Und dem hab' ich dann gleich mal Danke
gesagt. Aus tiefem Herzen. Dafür hat er mich mit Leichtigkeit
durch den Tag getragen.

Vor ein paar Jahren ist mir nämlich bewusst geworden,
dass ich nicht nur einen Körper besitze, den ich anleite,
trainiere, forme, füttere, pflege, style – und leider manchmal auch ziemlich schlecht behandle. Da ist mir bewusst
geworden, dass dieser Körper mein Ich ist. Dass er mein
ganzes Leben spiegelt. Und dass er viel, viel mehr kann,
als ich ihm jemals zugetraut hab'. Dass er 24 Stunden am
Tag Einfluss nimmt auf mein Denken, auf mein Fühlen,
auf mein Handeln. Dass er ein Drogenköfferchen ist, das
mir mit Hormonen und Nervenbotenstoffen gute Gefühle
schenkt, Energie, Jugend, Fröhlichkeit – ohne Nebenwirkungen (siehe auch Tipp 42). Und dass es sich weiß
Gott nicht lohnt, gegen ihn zu kämpfen. Gegen die Pfunde,
die Falten usw. Dass es sich aber lohnt, sich jeden Tag
mindestens einmal dankbar zu zeigen.

Danke lieber Körper! Schön, dass es dich gibt!

Gibberisch

Schon mal gehört vom sinnvollen völligen Unsinn?
Unbedingt gleich mal ausprobieren!

Also, wenn ich dringend was schreiben muss und mir aber
echt alles über die Hutschnur wächst, wenn ich eigentlich
wie ein HB-Männchen in die Luft gehen könnte, dann
greife ich nicht mehr zur Zigarette, sondern dann mache
ich fünf Minuten lang etwas völlig Gagamäßiges. Nämlich
»gibberischen«. Kennen nicht viele. Darum sollte man
das tunlichst alleine machen, sonst könnte das Folgen haben.
Gibberisch-Meditation also. Da brabbelt man fünf
Minuten lang völligen Nonsens. Bringt das Gehirn mit
Wörtern durcheinander, die keinen Sinn haben – das
Ganze unterstützt durch den Körper. Man brabbelt mit
Händen und Füßen. Dann ist man fünf Minuten still.
Und schon fließen die Worte, der Körper schreibt mit: Das
ist Körper-Bewusstsein. Das entstresst total. Das hält jung.
Das nenne ich Smart Aging pur.

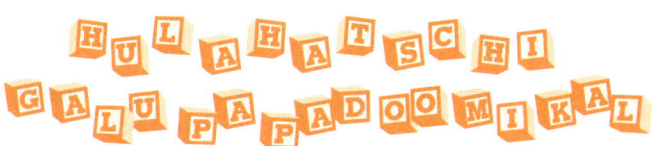

24 Infused Water

Wasser mit homöopathischen Infos und leckeren Aromen ausstaffieren – und trinken, trinken, trinken.

ERNÄHRUNG

Der einfachste Jungbrunnen, den wir kennen, ist Trinken. Denn die Haut speichert Feuchtigkeit und das lässt sie jung und straff aussehen. Fehlt Feuchtigkeit, dann schrumpelt's im Alter unschön vor sich hin.

Wie jung ist die Haut? Da gibt es einen ganz einfachen Test. Die Haut auf dem Handrücken mit Daumen und Zeigefinger zusammenzwicken, hochziehen, zehn Sekunden lang halten. Loslassen. Wenn die Schrumpelspuren binnen drei Sekunden verschwinden, ist die Haut jung – und der Besitzer dieser Haut trinkt genug Wasser.

Schon mal gehört: Infused water? Vitalisiert und aromatisiert mit der Kraft von Beeren, Gewürzen, Gemüse. Ohne Chemie. Ohne Zucker. Macht jung, fit, gesund! Wie das? Wasser nimmt nicht nur das Aroma von Heidelbeere, Gurke und Ingwer auf, sondern auch die energetischen Botschaften. Man muss nur wirklich dran glauben! Wie bei der Homöopathie.

Also am besten mehrere Karaffen mit vitalisiertem Wasser in der Wohnung verteilen und immer, wenn man daran vorbeikommt: Trinken! Hilft dabei, die Softdrinks zu reduzieren. (Am besten auf einen pro Jahr. Ein einziger Softdrink täglich reicht nämlich aus, um theoretisch fünf Kilo pures Fett pro Jahr zuzunehmen, und das erhöht das Diabetesrisiko drastisch.)

24

ERNÄHRUNG

Dreimal Stay-Young-Water

Ingwer-Zitronen-Wasser

50 g geschälter Ingwer in Scheiben und 1 unbehandelte
Zitrone in Scheiben mit 1 l frischem, kaltem Wasser auffüllen.

Erdbeer-Blaubeer-Wasser

Je 1 Handvoll Erdbeeren und Blaubeeren abbrausen,
putzen und mit 1 l frischem, kaltem Wasser auffüllen.

Minze-Limetten-Wasser

5 Stängel Minze und 1 unbehandelte Limette in
Scheiben mit 1 l frischem, kaltem Wasser aufgießen.

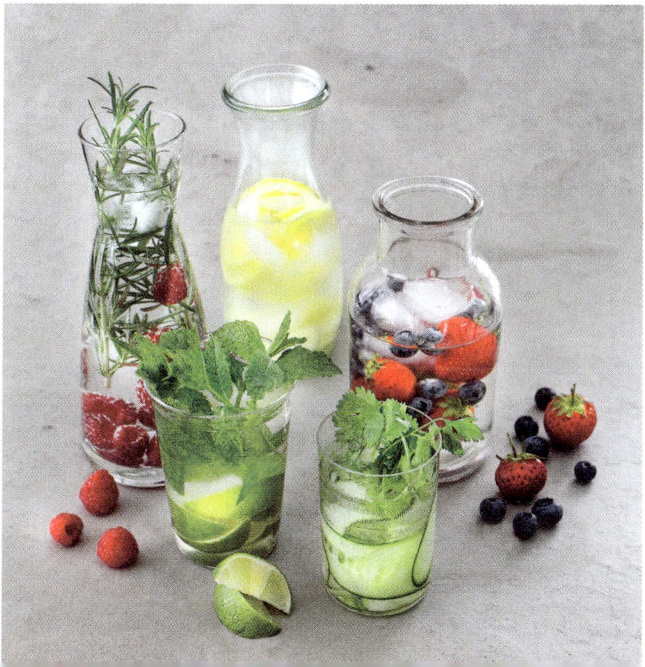

25 Donald im Herzen

In jedem von uns steckt ein Stück Donald Duck. Man darf da ruhig dazu stehen. Und gewinnt Lebensjahre. Eine Ode an das Unperfekte.

Ich habe ein Lieblings-T-Shirt und da ist Donald drauf. Ich liebe Donald Duck. Sein geistiger Vater, Walt Disney, war ein Lebemann. 1928 erfand er Mickey Mouse. Perfekt, lieb, treu, sorgfältig, pflichtbewusst. Langweilig. Ein Spießer. Am 9. Juni 1934 zeichnete Walt Disney sein eigenes Double: Donald Duck. Faul, naiv, jähzornig, temperamentvoll, verschlafen, ewig pleite – und trotzdem abenteuerfreudig, optimistisch, voller Lebenslust. Ein Charakter. Die menschlichste Comic-Figur. Mickey Mouse mag man. Donald aber liebt man. Er ist weder reich, noch schön, noch stark, noch mutig. Er ist ein Comic-Held der menschlichen Schwächen. Und trotzdem lieben ihn alle. Und das ist, finde ich, sehr, sehr beruhigend. Das entstresst. Sind wir nicht alle ein bisschen Donald? Das zu akzeptieren, schenkt Lebensjahre.

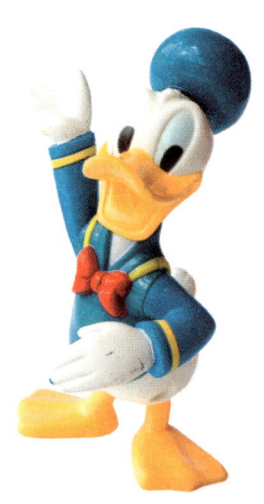

Life Kinetik

26

Der neueste Jungbrunnen für das Gehirn.
Zugegeben: schon ein bisschen anstrengend!

GESUNDHEIT

Wirf einen roten Ball in die Luft, schwenke ein gelbes
Tuch mit der linken Hand und male gleichzeitig mit einem
Fuß einen Kreis auf den Boden. Nennt sich Life Kinetik.
Entwickelt von Horst Lutz, Diplom-Sportlehrer. »Life Kinetik
ist eine Verknüpfung aus Gehirntraining, Bewegung und
visueller Wahrnehmung.« Das Ganze macht dem Gehirn
Dampf. Stresst es. Gut so, denn nur so wird es gefordert,
entwickelt neue Strategien, bildet neue Vernetzungen, wird
jünger.

Man startet mit einer leichten Übung, wie:
Hände parallel vor den Körper. Wirf zwei Bälle zehn Zentimeter hoch und fang sie auf. Geht's, dann Arme über-
kreuzen. Geht's? Dann mit Armen überkreuzt werfen,
entkreuzen und auffangen. Funktioniert nicht? Super. Das
ist das Ziel von Life Kinetik. Scheitern in der Ausführung.
Können langweilt das Hirn. Man übt immer nur so lange,
bis es gerade funktioniert, dann erhöht man die Anforderung.
Life Kinetik verbessert die Koordination auch für andere
Bewegungsformen – und stärkt das Selbstbewusstsein.
Einmal pro Woche üben sorgt dafür, dass die neu gebilde-
ten Zellen nicht absterben.

27 Korianderpesto

Die idealste Smart-Aging-Verbindung:
Kräuter, Nüsse, Olivenöl, Knoblauch. Pesto!

ERNÄHRUNG

Gegen Gifte im Körper ist ein spezielles Kraut gewachsen: Koriander. In Kombination mit Knoblauch (oder Bärlauch) zeigt er schädlichen Stoffen, wo es langgeht, nämlich raus aus dem Körper. Und natives Olivenöl extra bremst mTOR aus. Das Peptid, das für Wachstum und Zellteilung verantwortlich ist. Unerwünscht hohe Aktivität lässt schnell altern. Einmal täglich einen Esslöffel Detox-Pesto essen. In die Brühe gerührt, auf einem Stück Kohlrabi … Ein schöneres Geschenk als Lebensjahre in Pestoform gibt es nicht.

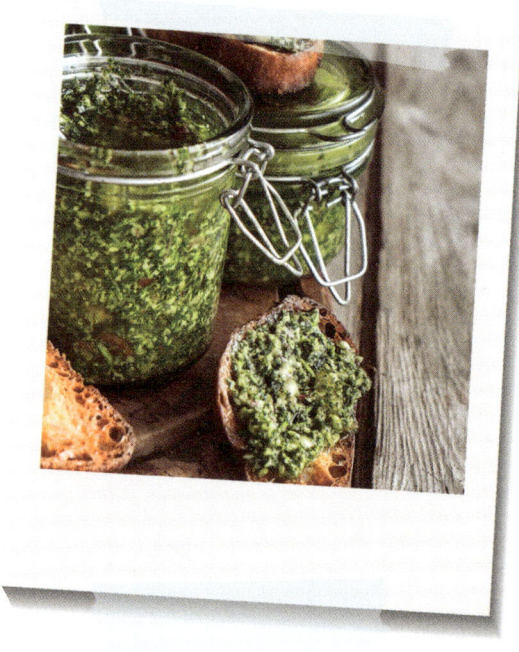

Korianderpesto
Ergibt etwa 150 g – 20 Minuten

3 EL Cashewkerne
70 g frischer Koriander
2 Knoblauchzehen
Meersalz
etwa 80 ml mildes Olivenöl
4 EL Parmesan, frisch gerieben
frisch gemahlener schwarzer Pfeffer

1. Die Cashewkerne in einer Pfanne ohne Fett anrösten,
herausnehmen und abkühlen lassen. Den Koriander
abbrausen und trocken tupfen. Den Knoblauch abziehen.

2. Cashewkerne, Koriander, Knoblauch, 2 Prisen Meersalz
und die Hälfte des Olivenöls pürieren. Das restliche Olivenöl nach und nach einfließen lassen, bis ein cremiges Pesto
entstanden ist. Den Parmesan unterrühren und mit Pfeffer
würzen. In ein sterilisiertes Schraubglas füllen. Im Kühlschrank 2 – 3 Tage haltbar.

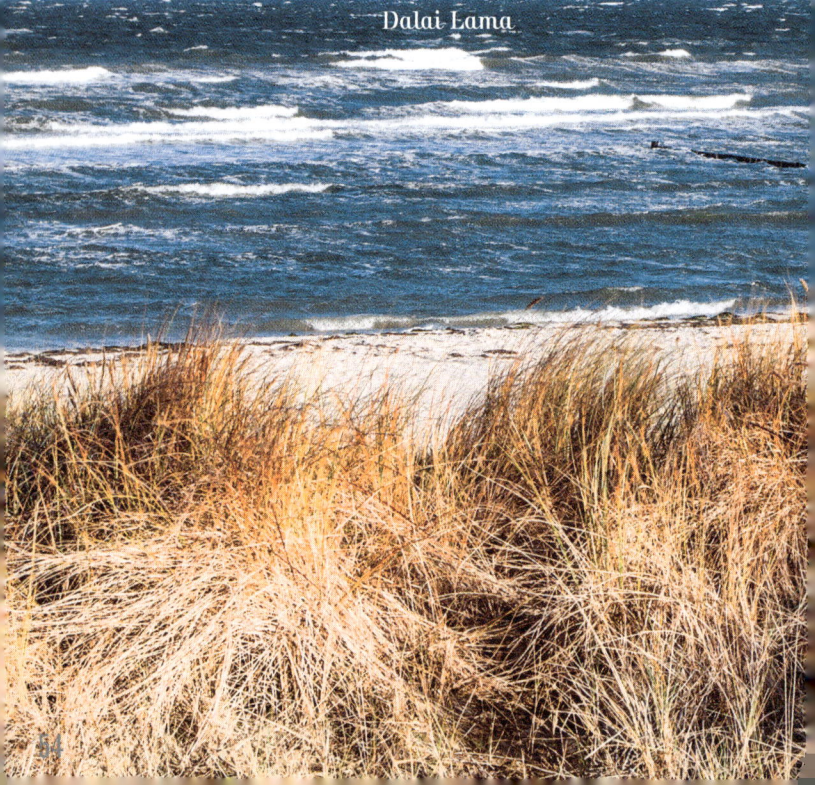

»Lebe ein gutes ehrbares Leben! Wenn du älter bist und zurückdenkst, wirst du es noch einmal genießen können.«

Dalai Lama

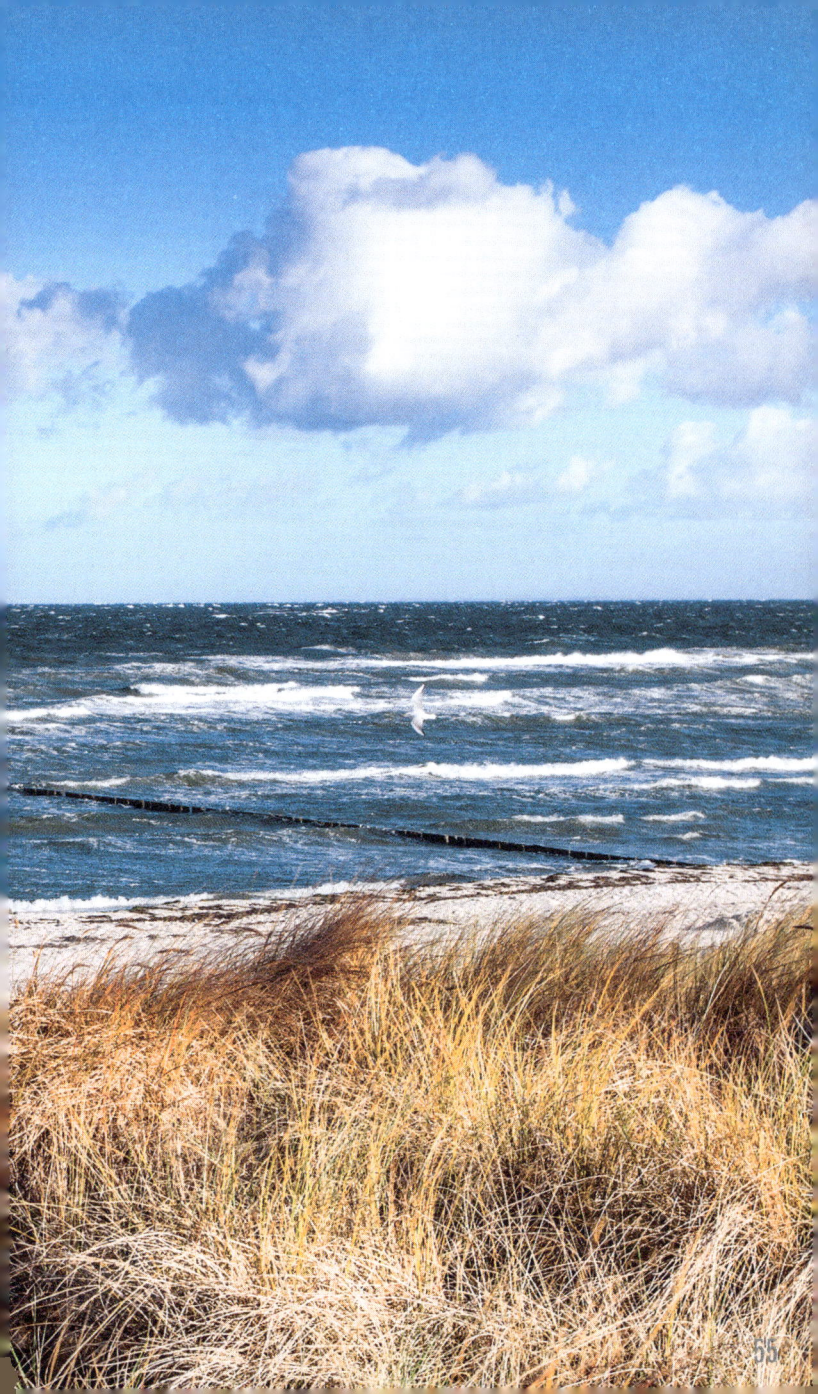

28 Mensch ärgere dich nicht …

… über deinen Partner. Denn der ist es, der dir laut Statistik allein durch euer Zusammenleben Jahre schenkt. Sieben, wenn du eine Frau bist, neun, wenn du ein Mann bist.

Wolf kommt mit großen leuchtenden Augen nach Hause: »Schau mal, was ich dir mitgebracht habe.« Er setzt einen Marienkäfer ohne Punkte auf den Boden. Der dudelt eine Melodie, dann dreht er sich im Kreis. Dreht sich und dreht sich und dreht sich. Wolf kratzt sich am Kopf und sagt: »Der kehrt selbstständig die Wohnung.« »Ja«, sag' ich, »muss ziemlich dreckig sein.« Er dreht sich immer noch um seine Achse. Wolf sagt: »Ich hab' ihn Freddy getauft.« Ich sag': »Ich glaub', Freddy hat einen Programmfehler.« Wolf sagt: »Lass ihm Zeit, er muss sich erst eingewöhnen.« Ich: »Okay, aber nur, wenn er noch was vom Parkett übrig lässt.« Wolf gibt ihm einen kleinen Tritt. Und Freddy saust durchs Wohnzimmer. Fido läuft kläffend hinterher, Moritz miaut, springt auf die Anrichte und wirft die Vase von Tante Marietta runter.

Die kommende Woche ist Freddy das Lieblingsspielzeug von Wolf. Anfangs gerät Freddy in hektische Ekstase zwischen Stuhlbeinen oder er frisst sich am Teppich fest, klemmt am Schirmständer. Wolf ist so begeistert von seiner neuen Errungenschaft, dass er am nächsten Morgen seinem neuen Freund im ganzen Haus die Bahn frei

macht. Er stellt alle Stühle hoch, rollt alle Teppiche zusammen und Freddy kann seiner Arbeit nachgehen:
selbstständig kehren. Nach einer halben Stunde ist er
leer. »Der braucht jetzt seinen Kakao«, sagt Wolf liebevoll
und hängt Freddy ans Netz.

Wolf ist in der Arbeit. Freddy trinkt gemütlich Kakao. Und
ich laufe durchs Haus, hole Stühle runter, rolle Teppiche
auf, entknüpfe Gardinen, stelle die Hundenäpfe auf den
Boden, den Schirmständer, den Zeitungshalter, stecke die
Computerkabel wieder ein …

Die Moral von der Geschichte? Männer brauchen ihre
elektrischen Spielzeuge. Wie wir unsere Schuhe. Welches
Klischee auch immer, was zählt, sind die leuchtenden
Augen. Und wer sich darüber freut, statt sich über Freddys
oder über neue Schuhe zu ärgern, der gewinnt Lebensjahre.

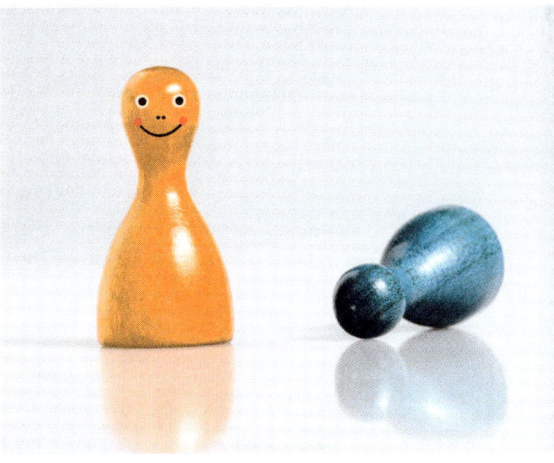

Chiliglück

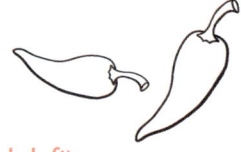

Die Chilischote tut viel für uns und dafür, dass wir uns jünger fühlen.

Im Frühjahr besorge ich mir immer drei kleine zarte Pflänzlein. Die pflanze ich in Terrakottatöpfe vor meinem Küchenfenster. Chilischoten brauchen viel Licht, sie mögen es warm. Das Schönste ist: Man kann zusehen, wie die Schoten, wenn die Sonne scheint, über den Tag wachsen. Und dann erntet man jeden Morgen feuerrotes Moodfood. Zutaten des Glücks oder – in der Sprache der Wissenschaft – Nutritional Neuroscience. Nahrungsmittelneurologie heißt so viel wie: Man kann mit dem Essen das Gehirn dazu bringen, Glück zu erzeugen. Und man kann die Fettzelle dazu bringen, zu schrumpfen. Wer mit der feuerroten Chilischote würzt, wird also glücklich und schlank – ganz nebenbei. Und beides macht täglich jünger.

Forscher in Taiwan stellten fest, dass Capsaicin, der scharfe Wirkstoff der Chilischote, die Einlagerung von Fett in die Zellen vermindert und Stoffwechsel und Energieumsatz ankurbelt. Man verbrennt also Kalorien, ohne sich die Laufschuhe schnüren zu müssen, und ganz ohne Magermodelhungerdiät. Darum trockne ich meine Schoten, lege sie in ein Glas mit Meersalz ein, serviere sie im Teller– chen Olivenöl mit Brot vor dem Essen. Oder die Schoten wandern gleich zu meinem sattgrünen Olivenöl in die Flasche und geben dort ihre Gourmet-Botschaften ab. Oder sie warten aufgereiht an einer Schnur am Herd auf ihren täglichen Einsatz.

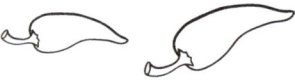

Zum Beispiel in Gemüsespaghetti aglio, olio e peperoncino. Wie ich die mache? Ganz einfach:

4 Knoblauchzehen in feine Scheiben schneiden. 4 Chilischoten klein schnipseln. Beides in 250 ml Olivenöl andünsten. Vom Herd nehmen, mit 500 g Kohlrabi-Spaghetti (oder al dente gekochten Spaghetti) vermengen. Mit geriebenem Parmesan und einer großen Schüssel Salat servieren. Prompt sind alle Gäste glücklich.

Aber wieso eigentlich?

Das limbische System und die Formatio reticularis, ein Netz aus Nervenzellen im Stammhirn, steuern das Gefühlsleben des Menschen mithilfe von Botenstoffen, mit Neurotransmittern. Und diese Botenstoffe kann man locken – natürlich mit Chili. Das geht folgendermaßen vor sich: Capsaicin kitzelt im Mund die Hitzerezeptoren. Für den Körper bedeutet das so viel wie: Schmerz. Das Gehirn schüttet körpereigene Schmerzmittel, Endorphine, aus. Sie docken an Opiatrezeptoren im Gehirn an, lindern den Schmerz und stimmen zudem fröhlich.

Okay, manchem Gast stehen schon die Schweißperlen auf der Stirn. Und trotzdem hagelt es Komplimente für die wenn auch recht schlichte Kochkunst. Muss es auch. Ein biochemisches Gesetz. Denn Capsaicin verstärkt die Durchblutung der Rezeptoren auf der Zunge – das schärft unseren Geschmackssinn, macht sensibel für die vielfältigen Aromen vom Teller. Tja, so einfach können Glücksrezepte sein.

30 Lourdeswasser

**Jeder braucht eine kleine spirituelle Quelle
für mehr Sinnlichkeit in einer rationalen Welt.**

Eines meiner Lieblingsthemen: Wer glaubt, lebt länger.
Dazu gibt's Tausende von Studien. Weil man einen
niedrigeren Blutdruck hat. Ein besseres Immunsystem.
Gelassener ist. Fröhlicher.

Als meine Freundin Jutta in Frankreich geheiratet hat,
habe ich einen Ausflug nach Lourdes gemacht. Im Leben
wäre ich da sonst nicht draufgekommen. Indes: Lourdes
gehört wirklich zu den Orten auf der Welt, die man gefühlt
haben sollte. Dort knistert die Luft vor heiterer Gelassenheit, unendlicher Kraft und echter Hoffnung. Und die
eigenen Sorgen werden plötzlich ganz, ganz klein.

Es tut einfach gut, in unserer rationalen Welt ein Stück
Spiritualität zu erfahren. Und in Lourdes erwartet einen
(abseits der Souvenirläden) ein gewaltiges Stück. Man darf
sich halt einfach über nichts wundern.

Natürlich habe ich mir ein bisschen Wunderwasser mit-
genommen. Eine kleine spirituelle Quelle, die im Regal
steht und mich daran erinnert, dass es mehr gibt zwischen
Himmel und Erde …

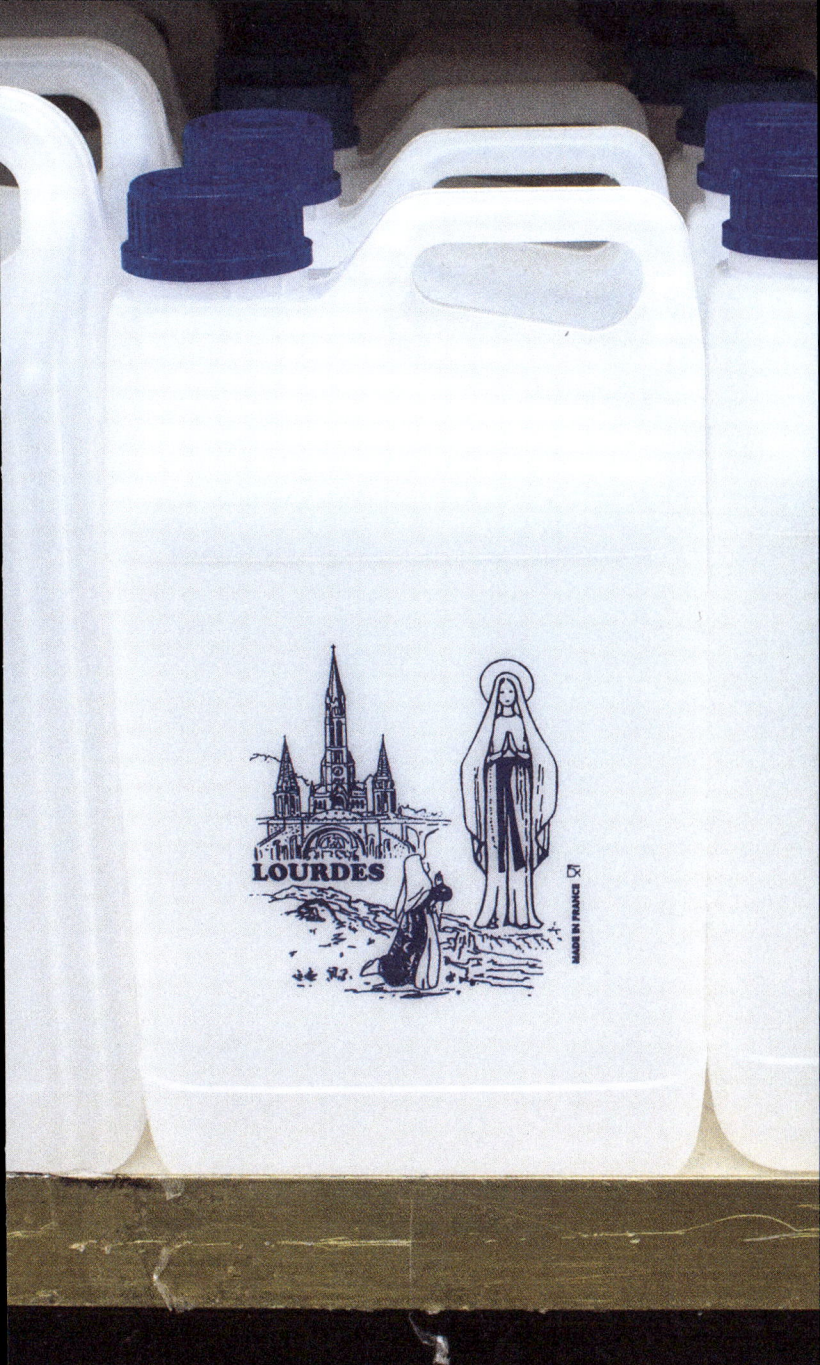

LOURDES

MADE IN FRANCE

Heavy Metal

Eine Ode an den Bräter und die Eisenpfanne.

ERNÄHRUNG

Als ein Blitz ein Mammut grillte, entdeckte der Mensch
die Nützlichkeit des Feuers. Er formte Gefäße zum Wurzeln-
garen und Keulenschmoren. 400 000 Jahre später bleibt
der Geschmack oft auf der Strecke zwischen Pfanne, Topf
und Teller: Schnell will man kochen, fettarm, der Herz-
kranzgefäße und Hüften wegen, und das Kochgeschirr muss
die Maschine spülen. Edelstahl langweilt das Auge und
den Gaumen. Und aus der beschichteten Pfanne kommt
nicht nur Blasses mit Geschmacklosigkeit Versehenes,
sondern auch Gift, Teflon-Chemie, die sich im Blut an-
reichert. Wachstum von Tumoren anregt. Und viele arme
Kanarienvögel sterben ließ.

Omas Heavy Metal war wirklich besser: Nichts geht über
die schmiedeeiserne Pfanne, den gusseisernen Bräter.
Oma ließ dem Braten vier Stunden Zeit, im Bräter zu
schmoren. Sie wusste, dass ihre Eisenpfanne mit jeder
schwarzen Schicht köstliches Aroma anlegt, das mit
einer guten Portion verjüngendem Eisen, das uns allen
fehlt, an die nächste Bratkartoffel weitergereicht wird.
Heavy Metal verwöhnt unser Essen mit Zeit, Aroma und
Gesundheit, die uns wiederum Lebensjahre schenkt.

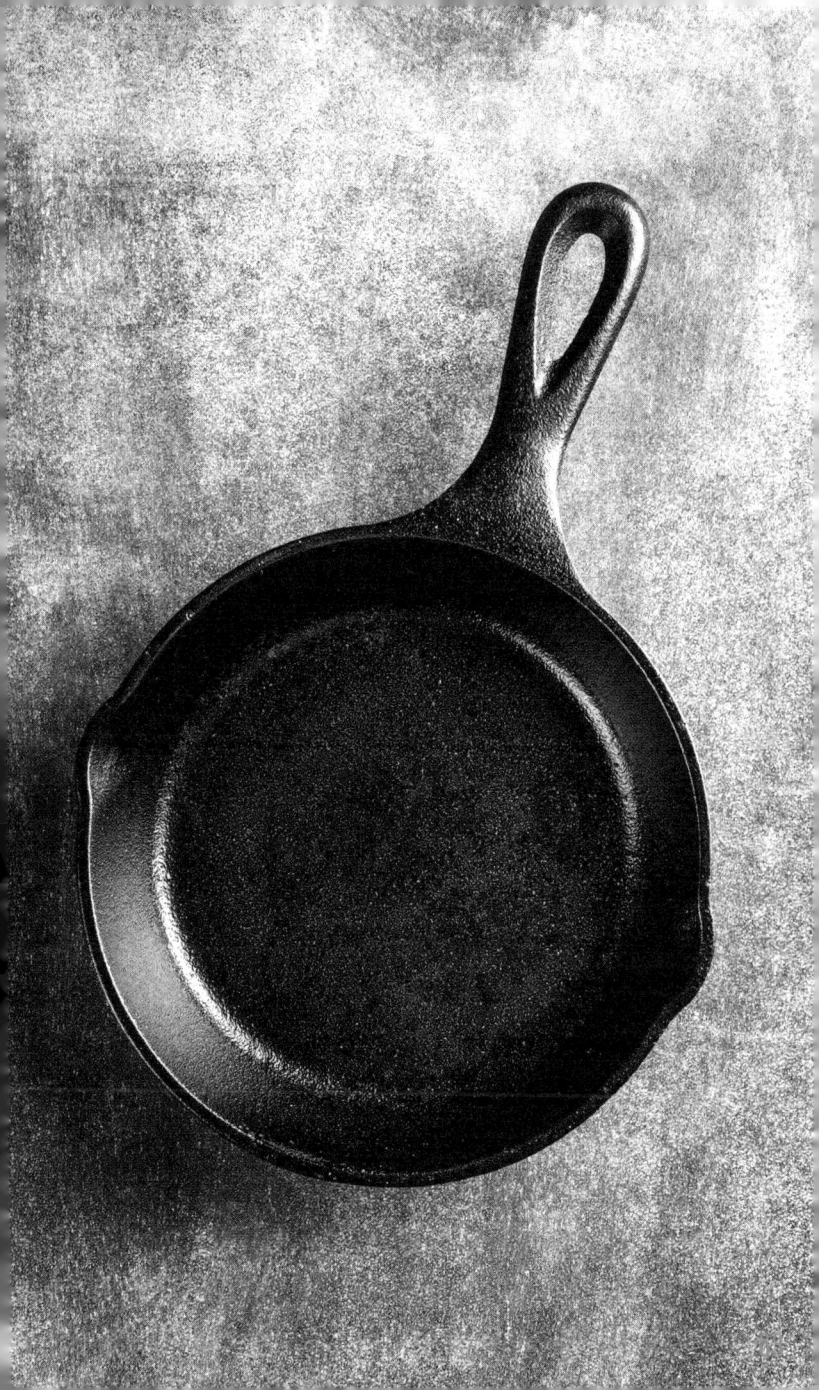

32 Tagebuch schreiben

Wer täglich über etwas Wesentliches sinniert, lebt länger. Idealerweise macht man das schriftlich.

Man nimmt sich 15 Minuten Zeit und schreibt einen kleinen Text über etwas Schönes, etwas, das einem am Herzen liegt. Man mutiert zu einem kleinen Poeten, packt Gedanken und Gefühle in Worte. Schreibt einfach drauflos. Das hilft dabei, sich auf das wirklich Wesentliche zu konzentrieren, stärkt das Selbstbewusstsein. Macht stressfest. Kleine Krisen werfen einen nicht mehr aus der Bahn. Wenn man seine Wünsche vom Leben, seine Visionen, in Worte fasst, macht man den ersten Schritt auf dem Weg, seine Träume zu realisieren. Wichtig ist wirklich, gute Momente festzuhalten. Unser Katastrophengehirn erinnert sich immer nur an das Schlechte. Das lässt ein einseitiges negatives Bild von unserem Leben entstehen. Und das zermürbt uns. Da sollte man gegensteuern. Sagt auch Dr. Eckart von Hirschhausen: »Haben Sie mal ein altes Tagebuch von sich durchgeblättert? Ein Klagebuch. Dass man das überhaupt überlebt hat!« Also bitte, schreibend den Weg über Los nehmen, Glück einstecken. Einfach bewusst machen, wie viel Glück man an diesem Tag hatte, wie viele schöne Momente. Und so fühlt man sich jeden Tag ein kleines Stückchen bunter, größer, besser, jünger.

I-feel-good-Tagebuch

Gleich mal üben. Was war heute alles schon schön?

ACHTSAMKEIT

GESUNDHEIT

33 Energie-Mudra

**Die Finger schicken uns Botschaften ans Hirn,
die wach machen, fröhlich machen, jung halten.**

Unserem Gehirn über unsere Energielinien und -punkte
aktivierende und reaktivierende Botschaften zu schicken,
ist ganz einfach. Zum Beispiel mit einem Mudra für mehr
Energie. So funktioniert's: Mit dem Daumen der rechten
Hand (Feuerelement) zwischen dem kleinen Finger und
dem Ringfinger der linken Hand hindurchgreifen und den
Daumen in die Mitte der linken Handfläche drücken.
Fingerkuppen von Daumen und Ringfinger der linken Hand
zueinander bringen. 4000 Nervenfasern der Fingerspitzen
aktivieren unser zentrales Nervensystem. Es kribbelt.
Zwei, drei Minuten halten.

Für einen erfrischten Geist und mehr Konzentration auf
die Schnelle hilft folgendes Mudra: Mit dem Daumen
auf die Kante oder den Fingernagel des Zeigefingers der
gleichen Hand drücken. Mindestens eine Minute halten.

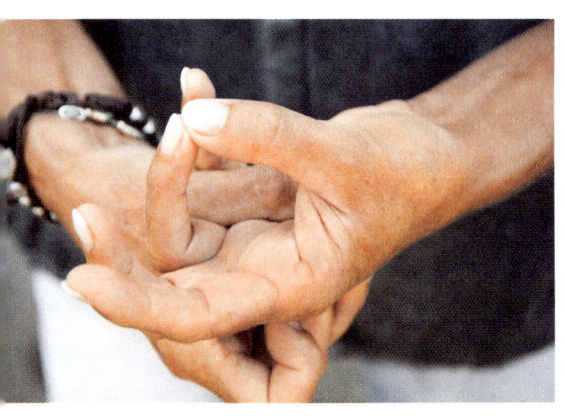

Bounty-Entspannung

Mit Hilfe der Kokosnuss
kann man ganz schön runterkommen.

Entspannungslotion

250 ml Bio-Kokosöl
1 EL Bienenwachs
10 Tropfen Lavendelöl

Das Kokosöl mit dem Bienenwachs im Wasserbad schmelzen.
Lavendelöl dazu tropfen und alles gut durchrühren.
Abkühlen lassen, in ein sterilisiertes Glas abfüllen und im
Kühlschrank aufbewahren. Die Bodylotion nach dem
Baden oder Duschen dünn auf die Haut auftragen.

Balsam gegen Muskelkater und Verspannungen

1 Teil ätherisches Pfefferminzöl
5 Teile natives Kokosöl

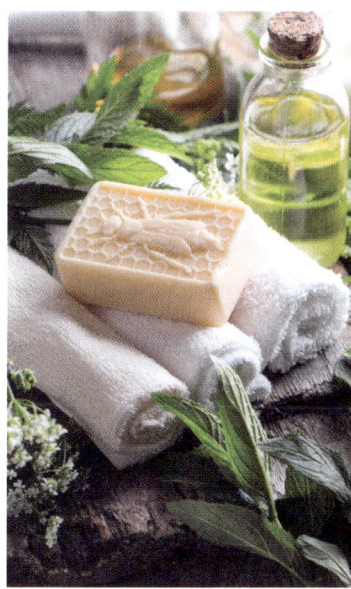

Die Zutaten im Wasserbad mit-
einander vermengen, dann
in ein sterilisiertes Glas abfüllen.
Zur Massage reichlich Balsam
nehmen und tief in die betroffenen
Körperstellen einarbeiten. Entspannen – und entspannt aus der
Wäsche gucken. Sieht einfach
schöner aus.

35 Nussknacker

Den sollte man unbedingt täglich aktivieren. Denn hinter der harten Schale steckt ein verjüngender Kern.

Ich knabbere gerade mit ein bisschen Chili und Meersalz geröstete Mandeln. Lecker. Morgens im Smoothie versorgen mich zwei Pekannüsse mit Selen für den halben Tag. Und im Salat heute Mittag gibt es drei herzschützende Walnüsse.

Wie das?

Nüsse sind doch der Inbegriff von Fett. Und lange Zeit hat man uns erzählt, dass Fett dick macht. Genau. Das war die glaubhafteste Ernährungslüge, die sich Jahrzehnte auf unseren Hüften ausbreiten durfte. In Form von light und mager und nussgenussfrei. Bis durch die Medien ging: Wer täglich zwei kleine Portionen Nüsse oder Mandeln zusätzlich snackt, nimmt sogar mehr ab, als die, die sich nussfrei ernähren.

Heute weiß man: Das Fett in der Nuss macht nicht dick. Es macht glücklich, gescheit, meidet die Hüfte und schützt Herz und Hirn. Man darf Nüsse lieben und snacken. Nüsse sind voller Vitamine, Nähr- und Mineralstoffe, gesund fürs Herz und beste Nervennahrung. Und nun sprechen Forscher der Universität Jena der knackigen Schalenfrucht auch krebsvorbeugende Qualitäten zu. Den jüngsten Studien zufolge aktivieren Nüsse die körpereigene Abwehr zur Entgiftung von reaktiven Sauerstoffspezies, kurbeln insbesondere den eigenen Schutzmechanismus gegen Darmkrebs an, berichtet die Universität in

einer Mitteilung. Untersucht wurde die Wirkung von Macadamia-, Hasel- und Walnuss sowie von Mandeln und Pistazien. Wunderbar. Nüsse versorgen uns außerdem mit entspannendem Magnesium, B-Vitaminen für die Nerven und Fettsäuren für ewige Jugend. Sie gehören täglich auf den Smart-Aging-Plan.

Übrigens: Wer Nüsse besser verträglich machen möchte, weicht sie über Nacht in Wasser ein. Nennt man aktivieren. Und danach werden sie gleich gegessen oder im Dörröfchen oder Ofen wieder dehydriert.

Nussmus
Ergibt etwa 200 g – 15 Minuten

200 g Haselnusskerne, Mandelkerne,
   Walnusskerne oder Nussmischung

1. Den Backofen auf 180 ˚C Umluft vorheizen. Die Nusskerne auf ein Backblech geben und 5–8 Minuten anrösten, bis sie duften. Auf ein Küchentuch geben. Zwischen den Händen reiben und die Schalen entfernen.

2. Die Nusskerne in einem Hochleistungsmixer immer wieder kurz mixen, bis eine cremige Masse entstanden ist. In ein sterilisiertes Glas füllen. 2–3 Wochen haltbar.

Pro Portion (à 25 g) 4 g EW, 15 g F, 3 g KH

36 Medizin aus dem Beutel

Diese zwölf Tees sollte man sich
in der Küchenapotheke halten.

Lindenblüte
gegen Fieber

Kamille
bei Bauchschmerzen

Holunder
bei Erkältung

Ingwer
gegen Übelkeit

Brennnessel
zum Entwässern

Grüner Tee
für mehr Energie

Zitronenmelisse
gegen Stress

Fenchel
gegen Blähungen

Matetee
bei Antriebslosigkeit

Melisse
gegen Unruhe

Salbei
gegen Halsschmerzen

Weißdorn
für die Durchblutung

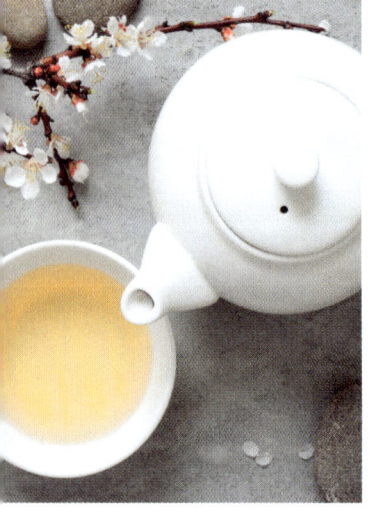

Beauty-Tipp

Schon mal von Schwarztee-Lifting
gehört? Gegen Tränensäcke gibt es
ein ganz preiswertes Medikament:
Teebeutel mit Schwarztee. Er enthält
Gerbstoffe, die Gewebe straffen,
kleine Gefäßschäden kitten und
antientzündlich wirken. Hilft außerdem gegen Ekzeme, Mückenstiche
und Sonnenbrand. Einfach zwei Teebeutel mit heißem (nicht kochendem) Wasser überbrühen, abkühlen
lassen, auf die Augen legen.

Maß nehmen

Wer seinen Bauch zähmt, hat länger was vom Leben.

Tja, lieber ab und an den neugierigen Blick nach unten
wenden, gucken, ob die Schuhe noch da sind. Und ruhig
mal messen. Wer misst, definiert etwas als wertvoll.

Der größte Dickmacher ist der Bauch, weil er hungrig-
machende Hormone aussendet, Diabetes und Herzinfarkt
fördert. Bauchfett produziert nämlich einen Botenstoff
namens Neuropeptid Y, der im Gehirn den Appetit anregt
und am Bauch selbst dafür sorgt, dass der noch mehr
Fettzellen anbaut. Die wiederum bauen Anti-Aging-Hormone
wie Testosteron und Wachstumshormone ab und führen
so zu chronischen Entzündungen im Körper.

Der Bauch ist der Teil an uns, der uns ganz schnell alt
macht. Dahinter verbirgt sich das metabolische Syndrom,
also ein entgleister Stoffwechsel. Mit hohem Risiko für
Diabetes, Herzinfarkt, Schlaganfall. Das Risiko misst die
Waist to Hip Ratio (WHR), das Taille-Hüft-Verhältnis. Tail-
le geteilt durch Hüfte ergibt bei Frauen idealerweise einen
Wert kleiner als 0,85 und bei Männern kleiner als 1,0.
Also Maßband schnappen und messen. Jeder Zentimeter
weniger ist Gold wert. In Form von Lebensjahren!

Beim Zähmen hilft: Zucker und Weißmehl reduzieren.
Bauchgymnastik – die Muskeln können nämlich das Fettgewebe um sie herum gezielt abbauen. Und ganz wichtig:
Den Körper entsäuern! Funktioniert wunderbar mit dem
grünen Smoothie am Morgen und einem Basenbad vor
dem Schlafengehen. Und Stress abbauen, zum Beispiel mit
einem kleinen meditativen Lauf am Morgen.

GESUNDHEIT

37

38 A bisserl frieren

**Es ist so einfach, gemeinsam alt zu werden.
ER muss SIE nur umarmen.**

Amerikanische Wissenschaftler setzten bei Mäusen die
Körpertemperatur per Genmanipulation um ein halbes
Grad herab – und verlängerten deren Leben so um
15 Prozent. Interessanterweise lebten die unterkühlten
Mäuseweibchen etwa doppelt so lang wie die Männchen.
Warum, wissen die Forscher noch nicht. Dass Frauen
aber schneller frieren als Männer, ist lange bekannt. Und
die leben bekanntlich ja auch länger.

Das wiederum könnte Mann klug nutzen. Er nimmt die
Frau, sobald sie friert, in den Arm – und kühlt so um
ein halbes Grad ab. Lebt ebenfalls länger. Außerdem sagt
man auch jeder Umarmung nach, dass sie eine lebensverlängernde Wirkung hat. Drum haben beide was davon.
Singles nehmen eine kalte Dusche und kneippen ein
bisschen.

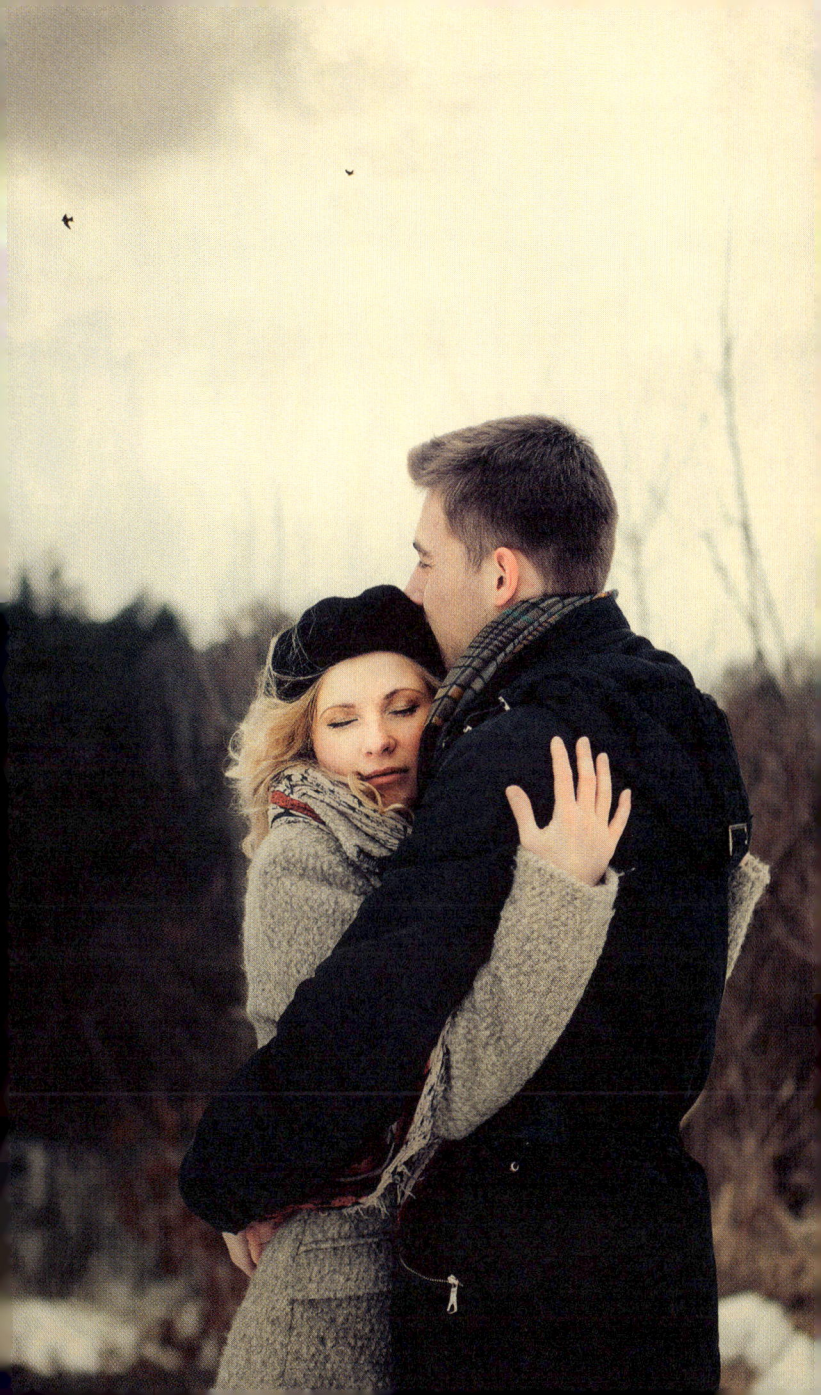

39 Wandern

Jung hält jeder Ausflug ins Hier und Jetzt.

Es gibt keinen Ort, an dem man so viel Kraft tankt, wie auf dem Berg. Wer hundert werden will, sollte im Frühjahr und Herbst wenigstens ein paar Tage auf den Berg gehen. Batterien aufladen. Glück atmen. Sich »gspürn«, wie wir Bayern sagen. Wer spürt sich denn heute noch? Kaum eine Form der Bewegung ist so gesund wie das Wandern an der frischen Bergluft: Auf einer 30 Kilometer langen Bergwanderung in mittelschwerem Gelände wird genauso viel Energie verbraucht wie beim Marathonlauf, ohne dass es auf die Zeit ankommt. Wandern schont die Gelenke, auch wenn man ein paar Pfund zu viel mit sich rumschleppt. Die natürlich in den Bergen schnell verschwinden, weil man wandernd so viel Fett verbrennen kann wie ein olympischer Spitzenathlet. Ohne sich zu verausgaben. Noch wertvoller macht diesen Sport seine meditative Wirkung. Wandern ist Achtsamkeitstraining pur. Und das reinste Glück.

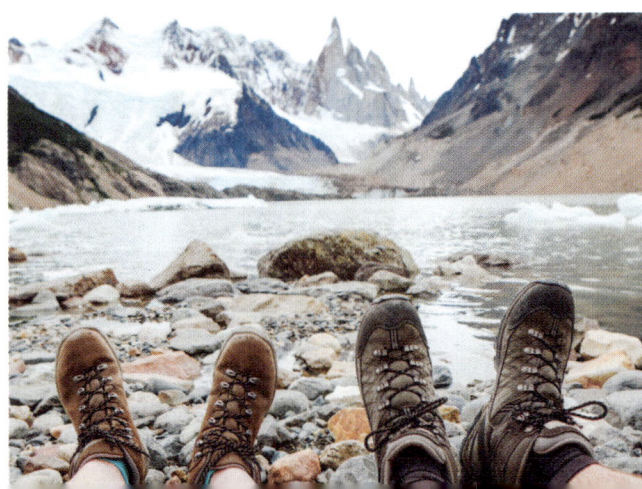

Hängematte

**Die ideale Pausenbegleiterin für alle,
die sich auch auf der faulen Haut verjüngen wollen.**

Wer tief schläft, trimmt seinen Hormonhaushalt in Richtung jung. Das gilt auch fürs Nickerchen. Schweizer Forscher der Uni Genf fanden heraus, dass wir durch sanftes Schaukeln schneller einschlafen und fester schlafen. Hineinlegen und die Welt vergessen. Es gibt nix, was so schnell in so tiefe Entspannung führt. Die Hängematte beamt uns zurück in die Schwerelosigkeit. Schenkt uns Entspannung pur. Lässt uns in den tiefsten Tiefschlaf sinken. Für die kleine Mittagspause, den Schönheitsschlaf, als Ruhezone oder Kuschelecke, alleine oder zu zweit. Eine Hängematte erlaubt das Absinken des Körperschwerpunkts. So entspannt sich der ganze Körper. Der Körper liegt schwebend in einem Nest. Der sanfte Rhythmus der kreis- oder spiralförmigen Schwingungen führt zu einem Gefühl einkehrender Ruhe und sorgt auf natürliche Weise für den Abbau von Alltagsstress.

Wehe, da will mich jetzt jemand rausholen …

41 Wunderpaste

Schnell gemacht, super für den Vorrat und kulinarisch universell einsetzbar, unser Mindesthaltbarkeitsdatum verlängernd: die rote Wunderpaste. Hält mit Bärlauch, Kernen und Olivenöl auch das Gehirn jung!

Es gibt einen Jungbrunnen für jede Körperzelle und eine Wunderwaffe gegen Bärenhunger zugleich. Also solch einen Hunger, der binnen zehn Minuten gestillt werden muss, weil man sonst nicht mehr so freundlich zu seinen Mitmenschen ist. Was sich aus mehreren Gründen schlecht auf das Mindesthaltbarkeitsdatum auswirkt. Das eigene.

Diese Wunderpaste ist so etwas Ähnliches wie Asterix' Zaubertrank: Sie geht superschnell, alle stehen am Topf Schlange, sie weckt magische Kräfte (und nein, sie macht nicht Obelix-dick, im Gegenteil).

Rote Wunderpaste
Für 1 Glas à 500 ml – 15 Minuten

2 EL Sonnenblumenkerne
2 EL Mandelkerne
1 Handvoll Bärlauch
10 Basilikumblätter
2 Knoblauchzehen
300 g in Öl eingelegte, getrocknete Tomaten
50 g Parmesan, gerieben
3–4 EL Olivenöl

1. Die Sonnenblumen- und Mandelkerne in einer Pfanne ohne Fett rösten, bis sie angenehm duften. Den Bärlauch und die Basilikumblätter waschen und trockenschütteln. Den Knoblauch abziehen.

2. Alle Zutaten in den Mixer geben und so lange pürieren, bis eine homogene Masse entstanden ist. Nach Bedarf noch weiteres Olivenöl dazugeben, bis die Paste cremig ist. In ein sterilisiertes Schraubglas abfüllen, mit etwas Olivenöl bedecken und verschließen. Hält sich im Kühlschrank mindestens eine Woche.

Einsatzgebiete?

- Wie Pesto mit etwas Olivenöl unter al dente gekochte Pasta oder Gemüsenudeln rühren.
- Als Aufstrich aufs Brot geben – ersetzt geschmacklich wirklich jede Wurst.
- Kernebrot mit der Paste bestreichen, mit Mozzarella belegen und bei 200 °C im Ofen etwa 10 Minuten überbacken. Mit Basilikum bestreuen.

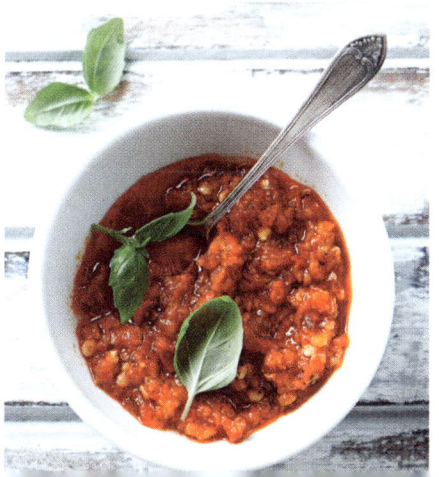

42 Darmmikroben

Die Wiege der Gesundheit ist in unserem Darm.
Wie jung wir sind, hängt damit zusammen, wie gut
unsere Bakterienpopulation dort unten aufgestellt ist.

Alt, dick, krank machen uns Entzündungen im Darm,
Löcher in der Darmschleimhaut (Leaky-Gut-Syndrom),
unter denen mittlerweile jeder Zweite leidet. Jung machen uns über die Darmpopulation gutes Essen, wenig
Stress – und natürlich regelmäßige Bewegung. Was also
tun? Mal messen, wie das da unten aussieht. Welche Bakterien herrschen vor? Ist der pH-Wert sauer oder basisch?
Gibt's schon Entzündungsreaktionen und Löcher in der
Schleimhaut? All das kann man im Stuhl lesen. Dann gilt
es, die Löcher im Leaky Gut abzudichten. Mikrobiom wie-
derherstellen. Meiden, was den Darm kaputt macht: Fruk-
tose, modernen hochgezüchteten Weizen, zu viel Gluten,
Saponine aus Nüssen und Hülsenfrüchten, rotes Fleisch,
Chemie in Lebensmitteln – und natürlich Antibiotika
(Massentierhaltung!) Um den Darm wieder so richtig in
den Griff zu bekommen, sollte man den Anteil an lebendi-
gem, basischem und enzymhaltigem Essen stark erhöhen.
Er freut sich über Eiweiß, Gemüse, grüne Blätter, Probiotika und Präbiotika für den Aufbau eines guten Mikrobioms.

Der genaue Plan
1. Darm checken
Erst einmal per Stuhlprobe gucken lassen, was da so los
ist. Hat man erhöhte Calprotectin-Werte oder Alpha-1-
Antitrypsinwerte, muss man der Darmschleimhaut helfen,
abzuheilen und sich zu regenerieren. Im Stuhl steht auch,
welche der Darmbakterien untervertreten sind und Nach-
schub in Form einer Kapsel brauchen.

2. Eiweiß und Vitalstoffe zuführen

Ohne Eiweiß geht die Darmfunktion flöten. Außerdem brauchen wir L-Glutamin, welches stark entgiftend wirkt, besonders wenn der Körper übersäuert ist. Die Darmwand muss ständig mithilfe von Aminosäuren erneuert werden. L-Glutamin steckt in Erdnüssen, Mandeln, Hartkäse, Fleisch, Fisch, Tofu etc. und auch in der Kapsel. Drei Gramm täglich kitten das Leaky-Gut-Syndrom. Dazu: Huminsäure (zwei Stunden Abstand zu Pille, anderen Hormonen oder Chemotherapeutika). Unbedingt mit dem Arzt oder Apotheker besprechen! Die Huminsäure kleidet die Schleimhaut schön mit einem neuen Film aus.

3. Präbiotika essen

Wenn irgendwo im Darm gute Bakterien wohnen, kann man sie ganz einfach vermehren. Mit Präbiotika. Das sind Ballaststoffe wie die aus Gemüse oder Vollkorn. Davon sollten wir täglich 30 Gramm essen. Steckt zum Beispiel in Chicorée, Topinambur, Spargel, Zwiebel, Lauch, Artischocke, Löwenzahn, Schwarzwurzel und Pastinake. (Und in einem guten Eiweißpulver.) Langsam die Menge steigern, sonst endet das Festmahl der Darmbakterien in Blähungen. Das Tolle: Präbiotika sind Ballaststoffe, die nur von den guten Bakterien gefressen werden können. So werden die guten Bakterien immer kräftiger und erobern sich den Darm von den schlechten Darmbakterien zurück.

4. pH-Senkungs-Maßnahmen

Hat man viele Fäulniskeime im Stuhl, kann man mit Probiotika (Joghurt, Sauerkraut) oder Präbiotika den pH-Wert im Darm absenken. Das heißt: Es bildet sich eine gesunde Säuerungsflora, die die Fäulnisbakterien ausbremst. Es fallen weniger von den toxisch wirkenden Stoffwechselprodukten (Ammoniak, Schwefelwasserstoff) an, was die Leber stark entlastet. Auch mit einem guten Probiotik-Präparat, also lebenden Milchsäurebakterien wie Lactobazillen oder Bifidobakterien, kann man die Zahl der guten Bakterien im Darm pushen. Das alles geht nicht von heute auf morgen, das kann unter Umständen drei bis sechs Monate dauern.

Medizin für den Darm

Etwas davon gehört täglich auf den Smart-Aging-Teller:

Fermentiertes Gemüse: Sauerkraut, milchsauer vergorene(r) Rote Bete/Chinakohl/Radieschen, saure Gurken, Mixed Pickles

Fermentierte Eiweißlieferanten: Joghurt, Buttermilch, Kefir, Kokosmilch-Kefir, Mandelmilch-Kefir

Eiweiß: Geflügel, Wild, Meeresfisch, Meeresfrüchte und Schalentiere, Ei, Käse

Raw: Bio-Tatar, Rohmilchkäse & Co., roher Fisch, rohes Ei

Living Food: Gekeimtes aus Kernen, Samen, Mandeln, essenzielle pflanzliche Fette aus Avocado, Kokosnuss, Leinöl, Nussöl, Olivenöl, Hanföl

Bitterstoffe, Enzyme, Chlorophyll: Wildkräuter, grüne Blätter wie Rucola, Petersilie, Grünkohl, Feldsalat, Spinat, Portulak, Mangold, Brennnesseln, Wilde Melde, Löwenzahn, Giersch, Spitzwegerich

Sonstiges: Algen, Äpfel, Avocado, Eier, Fenchel, grünes Blattgemüse, Ingwer, Knoblauch, Kurkuma, Nelken, Nüsse (auch Mandeln und Cashewkerne), Oregano, Papaya, Petersilie, Pilze, Spargel, Thymian, Wurzelgemüse

Extra: Bio-Gelatinepulver oder Knochenbrühe (siehe Seite 94) oder für Vegetarier Avocado und rohes Ei im Morgensmoothie

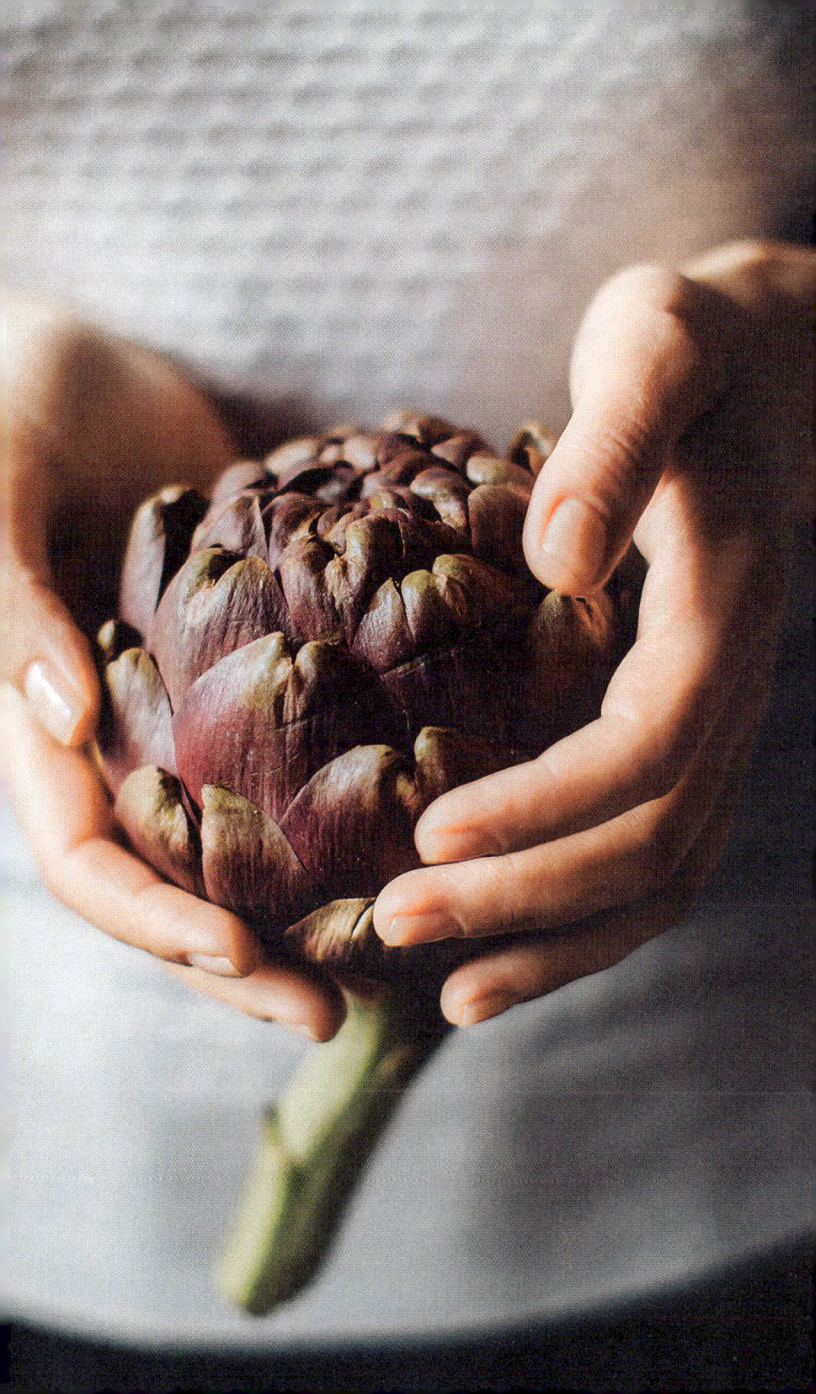

43 Der sexte Tibeter

Dreimal liebevoller Sex die Woche hält jung!
Der sexte Tibeter – eine Atemübung – weckt die
sexuelle Energie, weil er das Sakral-Chakra stimuliert.

Das Sakral-Chakra liegt zwischen Bauchnabel und
Genitalien. Folgende Übung bringt es auf Trab.

1. Stellen Sie sich entspannt hüftbreit hin. Aufrechte Haltung
einnehmen. Nun atmen Sie aus. Die Luft strömt nach außen,
indem Sie den Bauch einziehen in Richtung Zwerchfell.

2. Dann beugen Sie den Oberkörper vor, Spannung halten,
und stützen die Hände auf die Knie, das Kinn zur Brust
neigen, die Luft strömt weiter raus, die Lunge so richtig
leer pressen.

3. Mit leerer Lunge aufrichten. Schultern nach hinten.
Hände in die Hüften stemmen. Luft anhalten.

4. Nun die Bauchdecke anziehen und lockern. Anziehen,
lockern … Und so die Energie vom Unterleib durch den
ganzen Körper pumpen. Das wirkt wie ein Sog nach oben.
Auch wenn Sie das unangenehme Gefühl haben, dringend
nach Luft schnappen zu müssen – tun Sie es nicht.

5. Dann entspannen Sie den Bauch und atmen jetzt erst
wieder tief ein. Die Hände lockern, tief und ruhig weiter-
atmen. Machen Sie diese Übung bis zu dreimal. Am besten
jeden Tag.

Kokos-Anti-Spliss-Kur

44

BEAUTY

DIY-Schönheit aus dem Wasserbad.
Kittet Spliss, lässt Haare glänzen.

Kokos-Anti-Spliss-Kur
3 EL Kokosöl
5 EL Schlagsahne
Saft von $^1/_2$ Limette

Das Kokosfett im Wasserbad schmelzen. Mit Sahne und
Limettensaft verquirlen. Auf dem feuchten Haar verteilen
und bis in die Längen kneten. Den Kopf mit einem Hand-
tuch umwickeln und die Kur ein Stündchen einwirken
lassen. Dann mit Shampoo waschen und gut ausspülen.

Vitamin-E-Kapseln

45

BEAUTY

Vitamin E aus der Kapsel auf die Haut
aufgetragen radiert Altersflecken aus.

Die Haut speichert im Laufe ihres Lebens Sonne und lässt
diese mit zunehmendem Alter auf Händen und Gesicht
wieder aufgehen. Als bräunliche Pigmentflecken, so
genannte Altersflecken. Einfach eine Vitamin-E-Kapsel
zerdrücken und die Flecken mit dem Inhalt betupfen. Das
bleicht schon viel aus. Um einer weiteren Pigmentierung
vorzubeugen, die Haut von innen mit Antioxidantien versorgen (Vitamin C, E, Betacarotin, Selen).

46 Jonglieren

Oder ein netter Weg, die Langsamkeit zu entdecken und mit Humor das Leben zu strecken.

Die beiden Berner Claude Criblez und Thomas Leuenberger alias Flügzüg über Langsamkeit, Humor und Jonglieren. Schon vor langer, langer Zeit hatte ich höflich um ein Interview angefragt. Gestern kam der Rückruf.

Wie lange jongliert ihr denn zusammen?
Claude: Seit 17 Jahren.
Thomas: Mindestens.

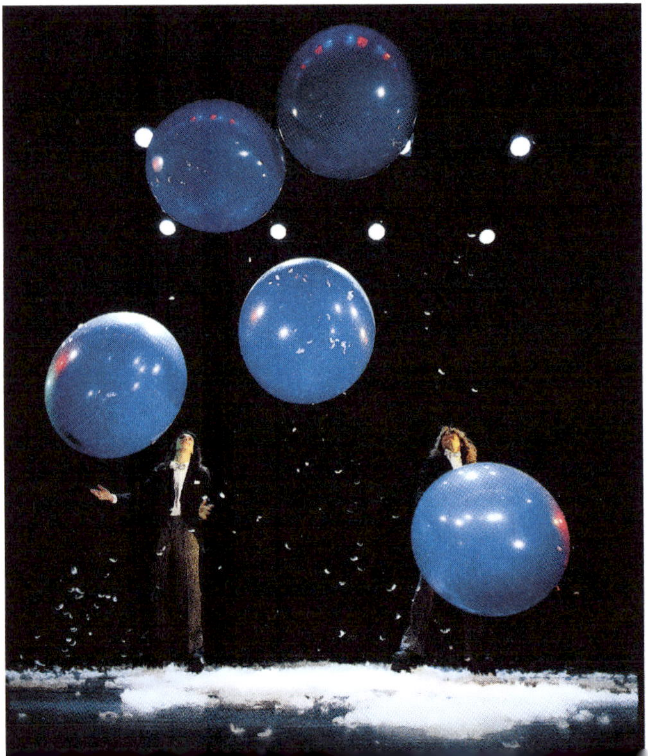

46

GLÜCK

Wo tretet ihr am liebsten auf?

Claude: Wo es viele Leute gibt, die Freude haben und eine gute Stimmung mitbringen.

Thomas: Schreib »in Deutschland«.

Das Buch erscheint auch in der Schweiz.

Claude: Dann schreib »in der Schweiz«.

Das Buch erscheint auch in Österreich.

Thomas: Mach drei verschiedene Ausgaben.

Forscher haben festgestellt: Jonglieren lässt das Gehirn wachsen. Habt ihr da was gemerkt?

Thomas: Bei uns ist das Gehirn nicht gewachsen, dafür die Haare.

Claude: Wahrscheinlich stimmt die Theorie mit dem wachsenden Gehirn nicht. Oder es dauert bei Bernern länger.

Ihr jongliert ja nicht nur mit Bällen, ihr bewegt träge riesige heliumgefüllte Keulen. Wann habt ihr die Langsamkeit entdeckt?

Thomas: Das haben wir nie absichtlich gemacht. Wir haben jongliert und gesprochen. Und die Leute haben immer gesagt, wir seien so langsam. Dann haben wir das auch gemerkt und es in unsere Nummer eingebaut.

Claude: Wir sind aus Bern. Dem langsamsten Kanton. Wir sprechen automatisch langsam.

Thomas: Das Schlimme ist aber, sogar die Berner finden uns langsam.

Also ich finde, wir alle sollten einen Gang zurückschalten …

Thomas: Ja. Alle. Die einzige Ausnahme sind wir. Wir versuchen immer, einen Gang zuzulegen. Nur: Uns gelingt es nicht.

Claude: Und wenn wir noch einen Gang zurückschalten, dann kommt gar nichts mehr.

Schnell, wer jonglieren lernt, erntet was?

Thomas: Geduld.

Claude: Ausdauer.

Thomas: Nervenkraft.

Claude: Rückenkraft. Weil man immer wieder die Bälle aufheben muss, sich bücken muss. Das ist der Grund, warum wir jetzt die ferngesteuerten Jonglierobjekte haben, die fallen nicht mehr runter.

Jonglieren und Lachen – wieso passt das so gut zusammen?

Thomas: Nicht alle Jongleure sind lustig. Viele sind ja technisch gut.

Claude: Es ist jedes Mal so peinlich, wenn dir als Jongleur was runterfällt. Damit es nicht ganz so peinlich ist, haben wir dumme Witze gemacht.

Über was lacht ihr denn am liebsten?

Thomas: Über Missgeschicke im Alltag.

Haben Zirkusleute mehr Humor?

Claude: Ja schon. Sie gehen zum Beispiel mit der Fernbedienung von Wohnwagen zu Wohnwagen und verstellen die TV-Sender.

Ist es nicht wunderbar, ein Clown zu sein?

Thomas: Manchmal ist es sehr wunderbar.

Claude: Und manchmal ist es wie ein Beruf.

Über was ärgert ihr euch?

Claude: Je älter wir werden, desto weniger ärgern wir uns. Man verliert die Freude am Ärger.

Wer sollte es mit dem Jonglieren erst gar nicht probieren?

Claude: Alle Pferde.

Thomas: Und Fische, die haben keine Hände. Die sollten es auch sein lassen. Schlangen sind auch nicht geeignet dafür.

Wie lange dauert es, bis man jonglieren kann?
Claude: Bei Bernern oder bei Deutschen?
Wie meint ihr, sieht eine Welt aus, in der alle Menschen jonglieren, langsam wie die Berner sind und täglich lachen?
Claude: Friedlicher. Aber wir hätten keinen Job mehr.
Noch ein kleiner Jonglierkurs für meine Leser?
Thomas: Zuerst stellt man sich hin. Dann wirft man einen Ball hoch. Dann wartet man, bis er runterkommt.
Ja, und dann?
Thomas: Warte, er ist noch nicht unten. Bevor er unten ist, wirft man den zweiten hoch, das ist in etwa drei Minuten.
Was habt ihr denn für Bälle?
Claude: Ballone mit Helium gefüllt. Die fallen auch runter. Langsam. Ganz langsam.

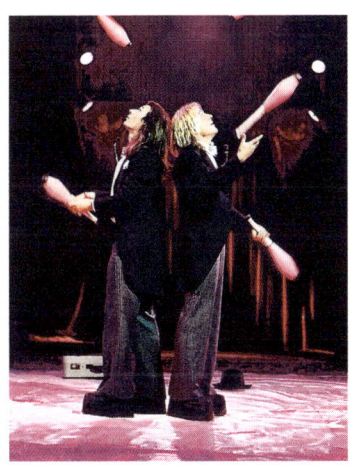

Mehr Infos über
Claude Criblez und
Thomas Leuenberger:
www.flugzoo.ch
www.baldrianshow.ch

47 Trink Kaffee!

Wie man das Leben verlängert – ohne etwas zu verändern. Ein Geschenk!

So manche Erfindung der Neuzeit ist auch eine, die die Lebenszeit verlängert. Wie zum Beispiel Kaffee. Den Türkentrank brachte der Mediziner Leonhard Rauwolf 1582 nach Europa. Er empfahl ihn als dem Magen dienlich. Kaffee kurbelt die Fettverbrennung an. Wer täglich zwei bis drei Tassen Kaffee über den Tag verteilt trinkt, hat ein um 25 Prozent geringeres Risiko, an den Folgen einer Herz-Kreislauf-Erkrankung zu sterben. Außerdem schützt Kaffee vor Demenz. Nur der Vollständigkeit halber: Kaffee verhindert Suizide. Wer mehrere Tassen Kaffee am Tag trinkt, hat nur ein geringes Selbstmordrisiko, so Forscher der Harvard School of Public Health. Ist das für Kaffeetrinker nicht eine wunderbare Nachricht? Das Leben kann sooo schön sein.

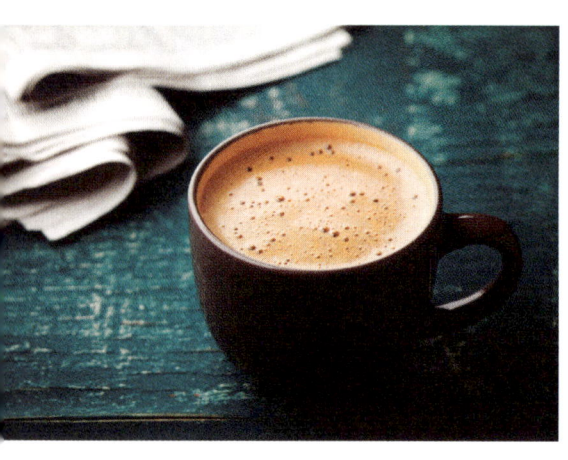

Golden Milk

Im Kühlschrank sollte immer eine Kurkumapaste warten. Die löst sich dann abends in der Milch zum Jungbrunnen auf.

Kürzlich ging folgende Botschaft durch die sozialen Medien: »Die Pharmaindustrie ist schockiert! Die heilige Pflanze Kurkuma kann zehn Medikamente unnötig machen.« Ehrlich: Das schockt niemanden. Das Gleiche gilt für Bewegung, für das Öl von der heiligen Olive und, und, und. Ich halte mich da einfach an Fakten: Die Kurkumawurzel hemmt Entzündungen, hält Erkältungen fern, hilft der Leber zu entgiften, senkt den Blutzucker, lindert Depressionen, fördert den Schlaf, wirkt antioxidativ (gut fürs Herz!), schützt das Gehirn und beugt sogar Krebs vor. Deswegen sollte man immer eine Kurkumapaste im Kühlschrank haben für seine Golden Milk.

Kurkumapaste
Für 1 Glas – 10 Minuten

$^1/_2$ Tasse Wasser in einem Topf erwärmen. Nach und nach 50 g gemahlenen Kurkuma und $^1/_2$ TL schwarzen Pfeffer unterrühren und eine sämige Paste herstellen. Nicht aufkochen lassen. In ein sterilisiertes Schraubglas füllen. Im Kühlschrank eine Woche haltbar.

Golden Milk
Für 1 Glas à 250 ml – 2 Minuten

1 TL Kurkumapaste in 250 ml warme (Mandel-)Milch rühren. Nach Belieben noch 1 TL Kokosöl oder Ghee zugeben. Mit Honig süßen.

49 Meersalzbad

**Jungbrunnen gesucht? Der wartet um die Ecke!
Ab in die meergesalzene Wanne.**

Schon in der Antike behandelte der griechische Arzt
Hippokrates (460–370 v. Chr.) Entzündungen, Wunden
und Hauterkrankungen mit Meersalzanwendungen. Meersalz enthält 84 Mineralien, die entzündungshemmend,
hautberuhigend und feuchtigkeitsspeichernd wirken –
ideal zur Behandlung einer trockenen, schuppenden,
juckenden Haut. Entgiftet. Tut gut. Hält jung.

Wie funktioniert das Meersalzbad? Ein Pfund Meersalz
in ein 37 ˚C Grad warmes Vollbad einrühren, maximal
20 Minuten darin baden.

Extra-Tipp: Salzpeeling fürs Gesicht
Grobes Meersalz und Olivenöl im Verhältnis 1:1 mischen.
Die Haut gut anfeuchten, vorsichtig einmassieren (nicht
auf offene Stellen!), abspülen. Löst Verhornungen, desinfi-
ziert, zaubert einen zarten Teint.

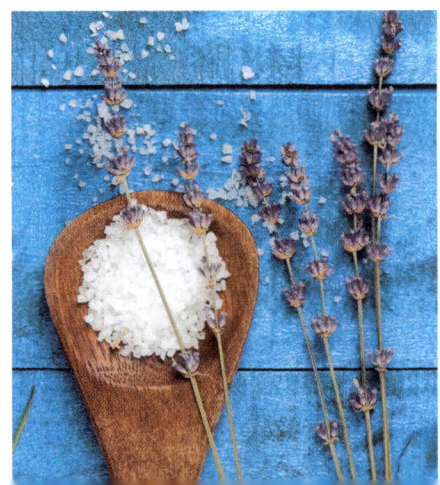

Fersengang

Wer per Ideomotion was für die Faszien tut, stellt die Lebensuhr retour.

Faszien sind feine Bindegewebsstrukturen, die so ziemlich alles im Körper umhüllen, zusammenhalten, formen: Muskeln, Sehnen, Organe … Je geschmeidiger die Faszien, desto junggebliebener der Besitzer. Desto leichter tut sich der Körper mit der Fettverbrennung. Desto weniger schmerzen Rücken und Co.

Der wichtigste Smart-Aging-Rat heißt: Mensch beweg' dich. Neben Ausdauertraining (Lokomotion) tut man was für das Jungbleiben der Muskeln, der Faszien und der Gelenke. Das ist nicht weniger wichtig: beugen, bücken, strecken, dehnen, drehen, klettern, räkeln. Heißt auf neudeutsch: Ideomotion. Und genau das tun wir für unsere Faszien.

Wie geht's? Hinstellen, genau merken, wo man steht, über die rechte Schulter nach hinten schauen, den Punkt merken, den man gerade noch im Blickfeld hat. Schuhe ausziehen. Eine Minute barfuß auf den Fersen laufen – das ist zwar ganz schön anstrengend, entspannt aber die Faszien bis zum Nacken hoch. Danach wieder an die Ausgangsposition stellen. Über die rechte Schulter blicken – und schauen, wie weit man sieht. Verblüfft?

Wenn man grad nicht die Schuhe ausziehen und loswatschen kann: Einfach öfter mal die Hände hinten im Nacken verschränken. Das lockert von oben herab alle Faszienstränge durch den ganzen Körper.

51 Brühe-Teilzeitfasten

**Becher für Becher Immunbooster,
Darmpflaster und Antifaltenmittel.**

Nichts zu essen verlängert das Leben. Zumindest, wenn
man das zwischendurch tut. Man dem Körper Fastenphasen zum Regenerieren, zum Verjüngen schenkt.
Mehrere Wochen fasten im Jahr sind super! Sollte man
jedes Jahr mal machen, wenigstens eine Woche.
Man möchte gerne fasten, aber nicht zu viel davon?
Na, dann trinken Sie einfach täglich morgens einen
großen Becher voll Brühe. Statt Frühstück. Das ist
cleveres Teilzeitfasten.

Brühe, vor allem die gute alte Knochenbrühe, ist der
Jungbrunnen Nr. 1. Die wirklich uralte Knochenbrühe
steht nämlich für moderne Medizin. In den USA heißt es:
Vergiss Botox, trink bone broth. Sie liefert Stoff fürs Kollagen.
Glättet Falten. Gelatine beugt Osteoporose vor, lindert
Gelenkschmerzen. Brühe lässt gut schlafen, beruhigt die
Nerven, macht gute Laune. Warum? Sie liefert Schüß-
ler-Salze in hoher Konzentration. Eine heiße Brühe weckt
den inneren Doktor, dämpft den Hunger und versorgt
mit L-Carnitin. Der Eiweißstoff hilft uns, Fett ab- und
Muskeln aufzubauen. Auch gegen das Leaky-Gut-Syndrom
hilft die gute alte Knochenbrühe – ihre Aminosäuren
(L-Glutamin) flicken die Löcher im Darm.

Einfach mal 40 Fastentage lang morgens nur mit einem
Becher Brühe in den Tag starten. Danach ist man um fünf
Kilo jünger. Und viele Zipperlein verschwinden.

Kleiner Psychotrick inklusive: Wer morgens schon achtsam mit seinem Körper umgeht, der tut das den ganzen Tag. Der macht sich schon Gedanken darüber, ob er nun die 800-Kalorien-Currywurst auf die Hüfte lässt oder dem Organismus lieber den Fischeintopf oder den Quinoa-Gemüse-Salat für junge Zellen, ein fittes Gehirn, ein starkes Immunsystem und kräftige Muskeln zur Verfügung stellt.

Übrigens: Auch ein Brühetag die Woche wirkt wie wundervolle Medizin. Gegen Übergewicht und viele Zivilisationskrankheiten.

Gemüsebrühe
Ergibt 1 l – 30 Minuten

3 mittelgroße Kartoffeln
1 Karotte
120 g Knollensellerie
1 Prise Cayennepfeffer
1 Scheibe Ingwer

1. Das Gemüse waschen, putzen, klein schneiden und mit 1 l Wasser 20 Minuten knapp unter dem Siedepunkt ziehen lassen. 5 Minuten vor Ende der Garzeit den Cayennepfeffer und den Ingwer zugeben.

2. Durch ein Sieb gießen, Gemüse anderweitig verwenden und die Brühe warm trinken. Täglich frisch zubereiten!

51 Knochenbrühe
Ergibt 3 l – 7 Stunden

1 artgerecht gehaltenes Suppenhuhn
1 große Beinscheibe von artgerecht gehaltenem Rind
2 Markknochen
schwarze Pfefferkörner
2 Lorbeerblätter
1 Schuss Zitronensaft oder Apfelessig

1. Das Fleisch samt Knochen und die Markknochen in einem großen Topf gut mit kaltem Wasser (etwa 3 l) bedecken. Die Pfefferkörner und Lorbeerblätter dazugeben. Ohne Salz langsam aufkochen, dann die Temperatur reduzieren. 2 Stunden köcheln lassen. Wer will, darf den leicht grauen Schaum abschöpfen – ich lass' ihn für meine Medizin-Knochenbrühe einfach drin, schaden tut er nicht.

2. Nach 2 Stunden das Fleisch auslösen, sämtliche Knochen zurück in die Brühe legen. Etwas Wasser nachgießen, sodass die Knochen gut bedeckt sind. Einen Schuss Zitronensaft oder Apfelessig dazugeben. Die Säure hilft, noch mehr Mineralien rauszulösen.

3. Weitere 5 Stunden bei möglichst niedriger Temperatur simmern lassen. Funktioniert natürlich ganz einfach im Slowcooker bei 95 °C. Etwas abkühlen lassen, sodass die Gelatine noch flüssig ist. Dann die Brühe in einen Topf abseihen, salzen, in sterilisierte Schraubgläser abfüllen oder portionsweise einfrieren.

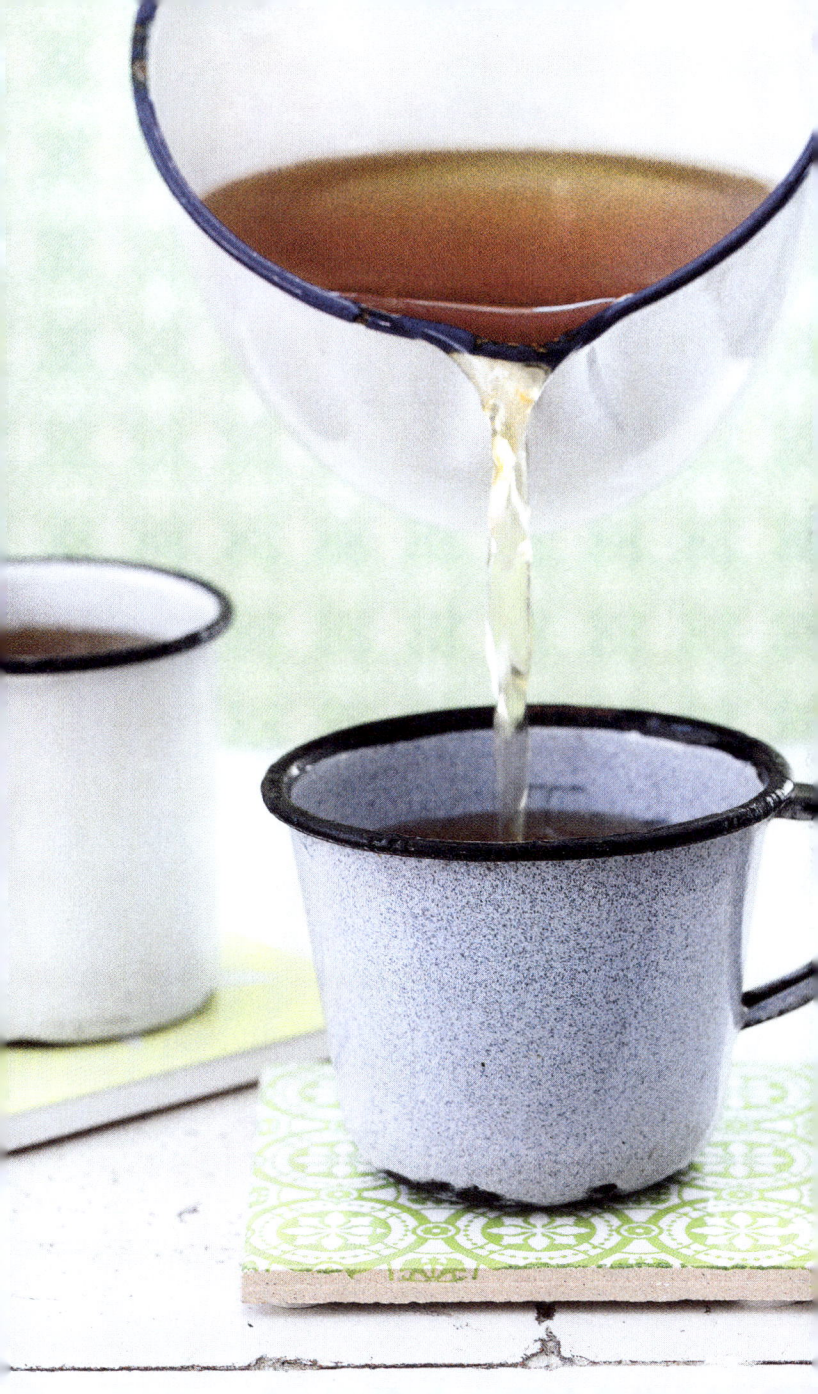

52 Stay-Young-Yoga

**Fünf kleine wirkungsvolle Yoga-Übungen,
die dafür sorgen, dass wir einfach jung bleiben.**

Ein kleines, cleveres Programm umfasst Drehbewegungen
für Entgiftung, Streckung der Wirbelsäule, Umkehrhaltung für eine verbesserte Durchblutung, Dehnen von Kopf
bis Fuß und Kräftigung aller großen Muskelgruppen.
Man erntet: eine strahlende, gut durchblutete Haut,
elastische Gelenke, entspannte Muskeln, Kraft und
Geschmeidigkeit bis ins hohe Alter.

1. Let's twist and detox
Twist heißt, auf sanfte Art zu »detoxen«. Bequem hinsetzen, einatmen, die Arme über die Seite nach oben
heben, ausatmen und den Oberkörper nach rechts
drehen, linke Hand auf das rechte Knie legen, die rechte
Hand sanft hinter dem Körper abstützen. Beim Einatmen
die Wirbelsäule in die Länge ziehen. Beim Ausatmen
die Drehung leicht verstärken. Ein paar tiefe Atemzüge
lang, dann die Seite wechseln.
Tipp: Funktioniert auch ganz einfach auf jedem Stuhl mit
Lehne. Hält die Wirbelsäule flexibel, massiert die Organe.

2. Starke Mitte
Ein starker, flacher Bauch ist schön und hält vital. Diese
Übung stärkt uns muskulär und energetisch! So geht's:
Sitzend die Füße breit auseinanderstellen. Die Hände zur
Faust fassen und dann wie in einem riesigen Topf im
Kreis rühren, nach vorn die Arme ausstrecken, zurück die
Arme anwinkeln. Je fünf- bis zehnmal in beide Richtungen.

3. Baum

Auf ein Bein stellen, an der Balance arbeiten, sich konzentrieren, sofort das Grübeln abstellen und dabei so ziemlich jeden Muskel im Körper aktivieren. So geht's: Fuß gegen die Wade oder an die Oberschenkelinnenseite stellen. Knie nach außen öffnen. Hände in Gebetshaltung vor der Brust oder nach oben Richtung Himmel strecken. Tief atmen. Zehn Atemzüge lang. Bein wechseln.

4. Mach den Hund

Stärkt, dehnt und streckt zugleich. Das Blut fließt zum Gesicht, das regt die Durchblutung an und verjüngt. So geht's: Aus dem Vierfüßlerstand die Beine so gut wie möglich strecken. Der Körper bildet ein umgedrehtes V. Handteller schulterbreit platziert, Finger gespreizt, Füße hüftbreit. Die Fersen ziehen Richtung Boden. Kopf und Schultern sind locker. Fünf bis zehn tiefe Atemzüge halten. Alternativ: am Küchentisch festhalten oder die Hände auf Höhe der Hüfte gegen die Wand drücken, Arme ausstrecken, Wirbelsäule lang, Po nach hinten rausstrecken, Ober- und Unterkörper formen einen rechten Winkel.

5. Sphinx

Wie eine Sphinx auf dem Boden zu liegen, erhält die natürliche S-Kurve der Wirbelsäule, wirkt dem Rundrücken entgegen, stärkt die Muskulatur im unteren Rücken und belohnt mit einem schönen Dekolleté. So geht's: In Bauchlage den Oberkörper anheben, die Ellbogen unter den Schultern, die Unterarme und Handflächen liegen auf dem Boden. Nun Schlüsselbeine leicht nach oben und zur Seite ziehen. Fünf- bis zehnmal in den Brustkorb einatmen.

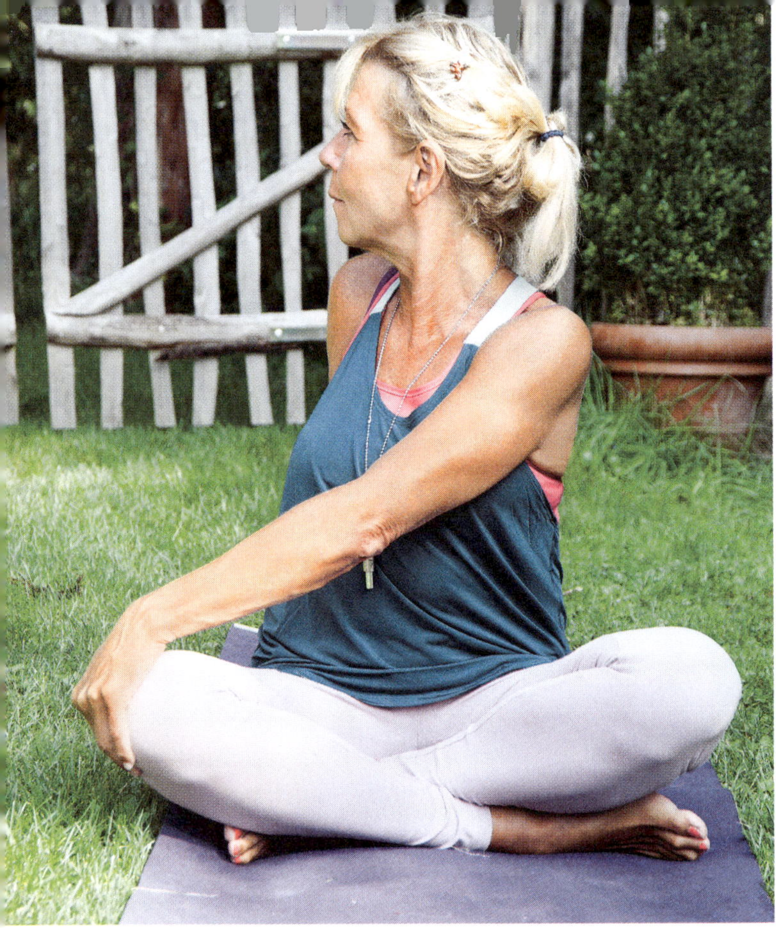

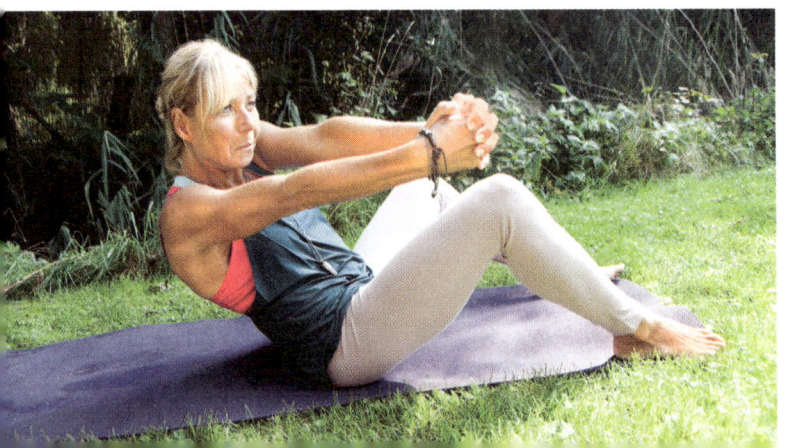

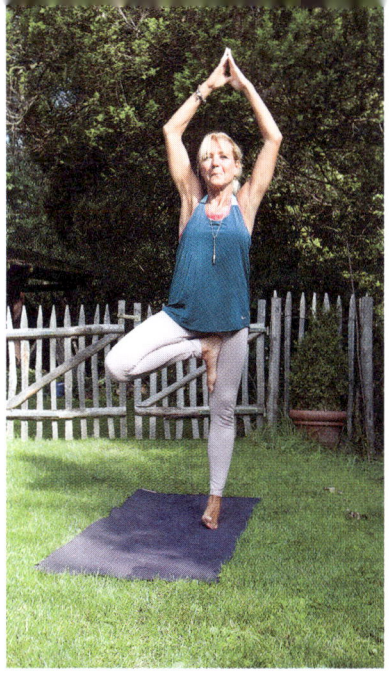
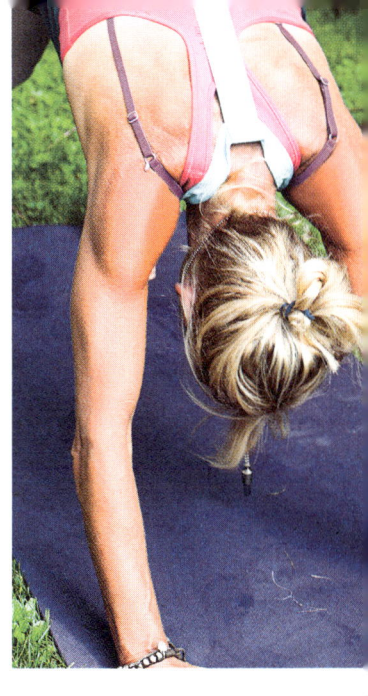

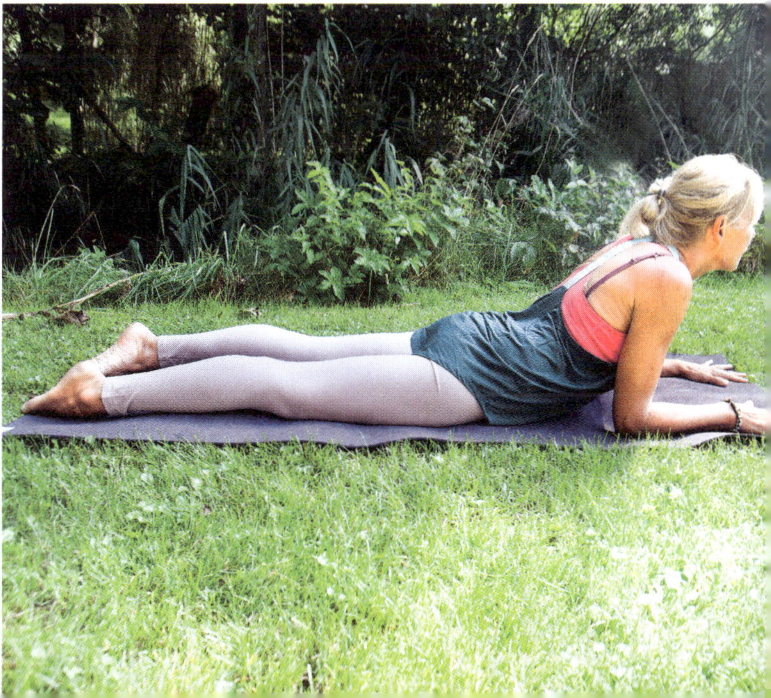

53 Kimchi

Überall in Asien schätzt man die lebensverlängernde Urkraft der Fermente.

In Korea verlängert man täglich das Leben mit Kimchi. Das koreanische Sauerkraut gilt als das gesündeste Lebensmittel der Welt. Fermentierte grüne Blätter stecken voller lebendiger Mikroorganismen, die für ein gesundes Darmmilieu sorgen. Ideale Dosis: Zu jedem Essen eine Gabel voll Kimchi-Medizin. Oder man nimmt unser gutes altes Sauerkraut.

Kimchi
Für 1 Glas à 1 l - 15 Minuten

1 Kopf Spitzkohl (etwa 800 g)
2 Knoblauchzehen
1 Bund Koriander
1 TL Chiliflocken
2 EL Meersalz

1. Den Spitzkohl in 3 cm große Stücke schneiden. Knoblauch abziehen und fein hacken. Koriander waschen, trockenschütteln und die Blättchen grob hacken. Den Spitzkohl mit kochendem Wasser überbrühen. Mit den restlichen Zutaten durchkneten.

2. Den Spitzkohl samt Lake in ein sterilisiertes Glas schichten, sodass er vollständig mit Lake bedeckt ist. Den Deckel locker zuschrauben und bei Zimmertemperatur 4–6 Tage fermentieren lassen. Zum Aufbewahren das Glas fest verschließen und im Kühlschrank lagern.

Abwarten

54

Nicht stressen lassen, das raubt Jahre. Erst mal abwarten. Manchmal lösen sich Dinge ganz von selbst.

Heute Morgen hat sich Fido, als er mit Wolf unterwegs war, in einer toten Kröte gewälzt. Wolf hat ihn lange, lange geduscht.

Heute Mittag hat sich Fido, als er mit mir unterwegs war, in einer toten Kröte gewälzt. Abends hat ihn Wolf lange, lange geduscht – und geflucht: »Ich versteh einfach nicht, warum der immer noch so stinkt.«

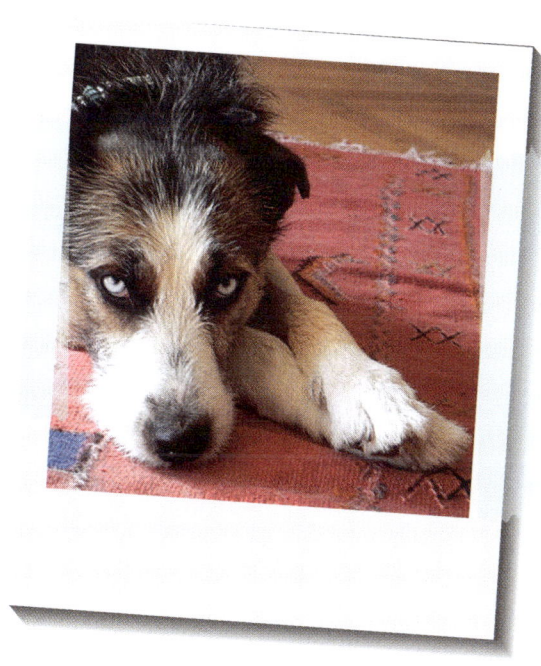

55 Die Bürste

Spliss und Spleen?
Was tun wir Frauen eigentlich nicht für unsere Haare?

Wir probieren alles, was die Werbung verspricht, lassen Selbstbewusstsein und Tränen beim Star-Coiffeur, färben, wellen, verlängern. Dabei müssten wir nur ein wenig mehr bürsten. Das verriet mir schon vor vielen Jahren die Gesundheitsberaterin Susanne Kehrbusch, Leiterin der Schule für integrales Haarbewusstsein in Kevelaer.

Täglich bürsten

Die beste Kopfreinigung ist die physikalische. Tägliches Bürsten – langsam und fünf Minuten lang! – entfernt die Ablagerungen, regt massierend die Durchblutung und damit die Nährstoffversorgung der Haare an. Wer wirklich ein optimales Ergebnis will, mehr Volumen, mehr Standkraft, mehr Glanz, sollte wirklich täglich fünf Minuten Zeitlupenbürsten. Am besten morgens – weil die Müllabfuhr nachts so aktiv war. Erst ist die Kopfhaut dran: Kopf nach vorne beugen, mit leichtem Druck ganz langsam, in mehreren Bahnen vom Nacken nach vorne zum Haaransatz bürsten. Dann von einem Ohr zum anderen. Am Schluss von der Stirn nach hinten. Nun die Haare langsam (wirklich langsam!) und ruhig vom Ansatz bis zur Spitze bürsten. Mit der Hand nachstreichen, dann lädt sich nichts elektrostatisch auf.

Wer täglich bürstet, muss die Haare viel seltener waschen. Die Haare werden binnen kurzer Zeit geschmeidiger, bekommen mehr Volumen, die Kopfhaut produziert weniger

55

Schuppen und weniger Fett. (Achtung: Anfangs kann es kurzzeitig zu einer vermehrten Fettproduktion kommen!) Binnen 14 Tagen ist man Schuppen und Juckreiz los. Feines kraftloses Haar bekommt binnen vier Wochen Glanz und Volumen.

Täglich reiben

Meine Oma empfiehlt: Die Kopfhaut täglich mit Brenn-nessel-Haarwasser oder Birkensaft einreiben. Das fördert die Durchblutung und hemmt den Haarausfall.

Täglich essen

Zu wenig Zink lässt die Haare langsamer wachsen, macht sie dünn und führt am Ende zur Glatze. Ein gutes Zink-präparat (tägliche Dosis: 25 mg) stoppt die Symptome. Vitamin B7 bzw. Biotin brauchen Haare und Nägel für den Aufbau von Keratin. Es macht beides kräftiger und dicker. Fehlt dem Körper Biotin, wachsen Haare nur schwach und langsam nach, gehen vermehrt aus und können sich frühzeitig entfärben. Empfohlene Dosis: 2,5 mg pro Tag. Allerdings braucht Biotin auch die anderen B-Vitamine. Am besten man nimmt einen guten Vitamin-B-Komplex. Pantothensäure (Vitamin B5) bremst vorzeitige Hautalterung und auch das Ergrauen der Haare. Bester Lieferant: die Bierhefe, sie enthält 17 Vitamine, 16 Aminosäuren und 14 Mineralien.

Siliziumoxid, auch Kieselsäure genannt, ist für die Struktur von Haut, Haaren und Fingernägeln verantwortlich. Schützt vor brüchigen Nägeln, Haarausfall und schwachem Bindegewebe. Ideal: ein Löffel Kieselsäure im Joghurt.

56 Bulletproof Coffee

Das Leben beginnt nach einer Tasse BPC.

Der kugelsichere Kaffee, der einen vor alltäglichen Angriffen schützt (Schwiegermutter, Diät, Stau, Frust …) macht satt, schenkt unbändige Energie, verbessert die Konzentration, kurbelt die Fettverbrennung an und wappnet gegen Stress.

Bulletproof Coffee
Für 1 Tasse à 300 ml – 1 Minute

1 große Tasse guter Kaffee
1 TL Kakaopulver (raw)
1 EL Proteinpulver (mit Tyrosin und Carnitin)
2 EL Bio-Kokosöl

Alle Zutaten mit einem Milchaufschäumer verquirlen. Und sich Schluck für Schluck jünger trinken.

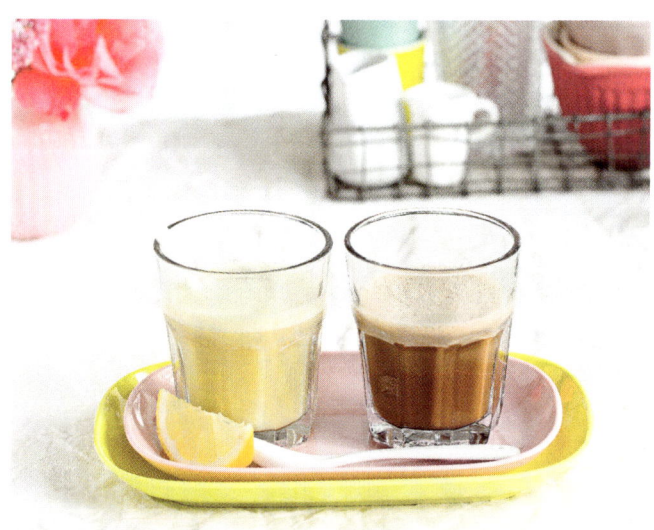

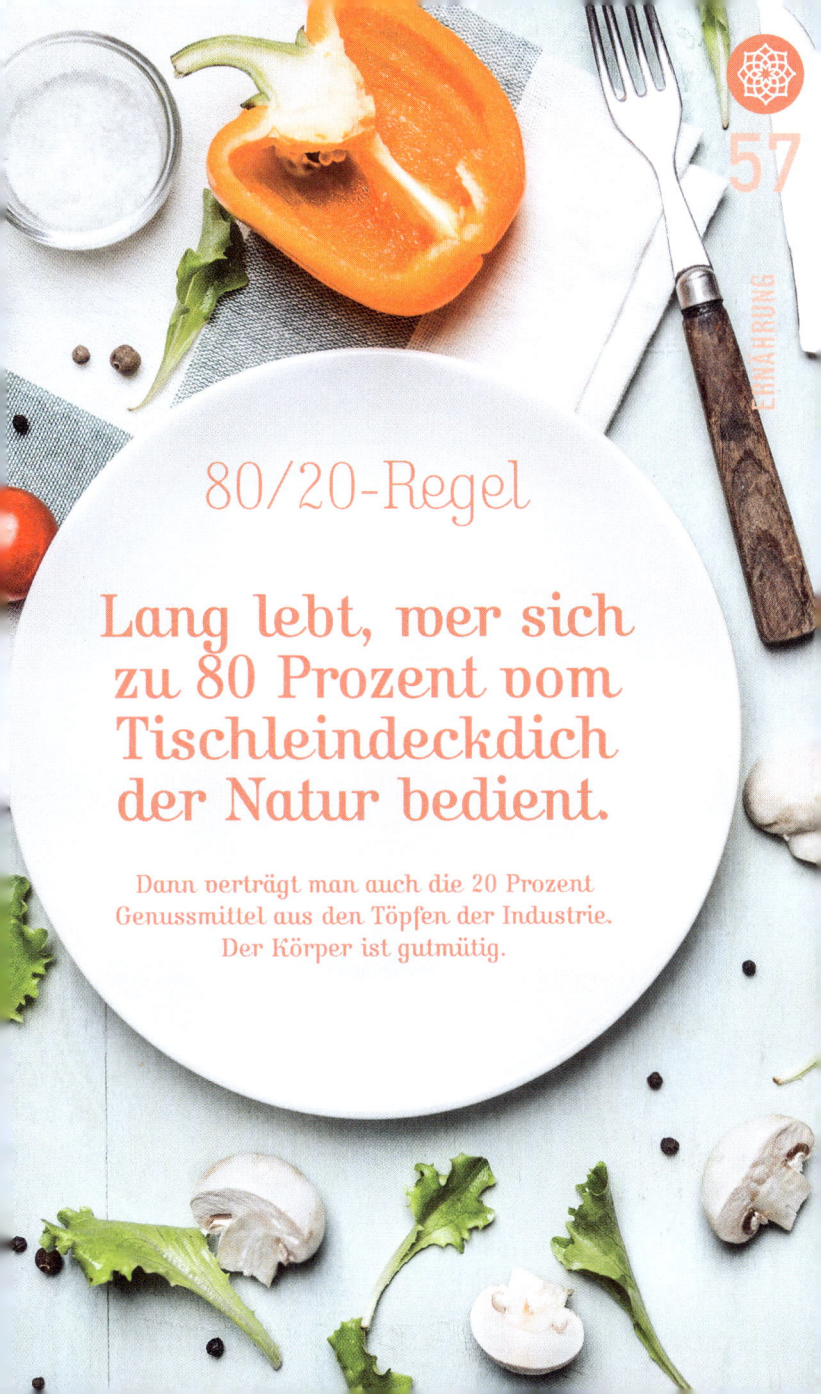

80/20-Regel

Lang lebt, wer sich zu 80 Prozent vom Tischleindeckdich der Natur bedient.

Dann verträgt man auch die 20 Prozent
Genussmittel aus den Töpfen der Industrie.
Der Körper ist gutmütig.

58 Selbstliebe üben

**Selbstliebe ist kein Egoismus – sie ist reine Medizin.
Sich selbst zu lieben, heißt Gutes für sich zu tun.**

Gesund leben, gesund essen, sich bewegen. Schlechte
Gewohnheiten ablegen, weil man gerne im eigenen Körper
lebt, zufrieden ist, Dankbarkeit spürt. Fällt an manchen
Tagen allerdings gar nicht so leicht. Deshalb: Üben! Lieben
lernen.

So geht's: Setzen Sie sich bequem hin. Schließen Sie die
Augen. Legen Sie die Hände auf die Oberschenkel, mit der
Handinnenseite nach oben. Fühlen Sie Ihren Atem, wie
er hineinzieht in Ihren Körper und hinaus. Spüren Sie ihm
einfach eine Zeit lang durch den ganzen Körper nach.
Nun sagen Sie im Geist »so«, wenn Sie einatmen, und »ham«,
wenn Sie ausatmen. Sie können auch »ich« und »bin«
sagen. Nun konzentrieren Sie sich auf Ihr Herz. Fühlen Sie
es. Hat es eine Farbe? Wo sitzt es? Fühlen Sie den Herzschlag. Lassen Sie sich Zeit dafür. Nun denken Sie an alle
Dinge, an alle Ereignisse und Menschen in Ihrem Leben,
für die Sie dankbar sind. Fühlen Sie eine tiefe Dankbarkeit.
Stellen Sie sich einen Ort vor, der Sie persönlich glücklich
macht. In kräftigen Farben – und mit allen Sinnen. Ein
Beispiel: das Meer und einen Sonnenuntergang.
Schmecken Sie die salzige Brise, fühlen Sie den Wind auf
der Haut. Welche Farbe hat der Himmel?

Nun denken Sie an eine Situation, in der Sie starke Freude
empfunden haben. Fühlen Sie sich in diese Situation hinein.
Nun denken Sie an einen Menschen, den Sie lieben.

Fühlen Sie das Gefühl?

Nun denken Sie an einen Menschen, für den Sie Mitgefühl empfinden. Und fühlen Sie, wie Sie ihm helfen wollen. Nehmen Sie Ihr Herz wieder wahr. Wenn Sie den Herzschlag spüren, gehen Sie mit der Aufmerksamkeit in Ihre Hände, spüren Sie den Herzschlag in Ihren Fingern. Stellen Sie sich vor, dass es dort in den Fingern einen Lichtpunkt gibt, der im Rhythmus Ihres Herzschlags pulsiert. Dieses pulsierende Licht in Ihrem Herzen ist das Licht Ihrer Seele. Es sendet Liebe, Wissen und Glückseligkeit in alle Zellen Ihres Körpers. Und dann verblasst es. Gleiten Sie ganz langsam wieder in die Gegenwart zurück.

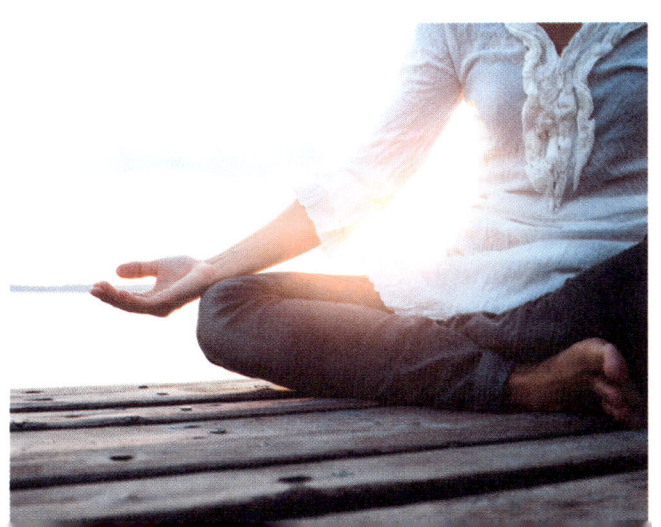

59 Hautschutzmittel

**Am wirkungsvollsten schützt
man die Haut regelmäßig von innen.**

- Täglich ein Becherchen Brühe glättet die Haut, hilft Kollagen, das Stützgerüst der Haut, aufzubauen.
- Arganöl oder Traubenkernöl pflegen mit ungesättigten Fettsäuren jede Hautzelle.
- Kupfer fördert die Bildung von neuem Kollagen: in Bitterschokolade oder Meeresfrüchten.
- Vitamin A (Retinol) reguliert die Hauterneuerung und Talgproduktion, hemmt Entzündungen, beugt Akne vor. Steckt im täglichen Smoothie (siehe Seite 162).
- Vitamin C (Ascorbinsäure) unterstützt die Bildung von Kollagen. Dazu schützt es die Zellen vor Schäden, stärkt die Hautabwehr gegen Bakterien und Viren. Ideal: täglich ein Löffel Sanddornmark.
- Vitamin E (Tocopherol) bindet Feuchtigkeit in der Haut, polstert sie und unterstützt die Zellreparatur. Die Haut liebt Olivenöl, Avocados, Nüsse, Samen.

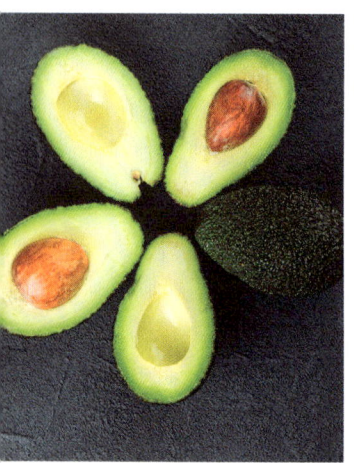

- B-Vitamine halten die Haut jung. Vor allem Biotin und Pantothensäure (Vitamin B5). Sie bremsen vorzeitige Hautalterung und auch das Er grauen der Haare. Bester Lieferant: Bierhefe – sie ent hält 17 Vitamine, 16 Amino säuren und 14 Mineralien.

BEAUTY

- **Zink** stärkt das Immunsystem, fördert die Kollagen-bildung, macht eine straffe, elastische Haut.
  Zum Beispiel in Haferflocken, Paranüssen, Linsen.
- **Eisen** versorgt alle Zellen mit Sauerstoff, sorgt für einen rosigen Teint – vor allem braucht es die Immunabwehr der Haut. Ein Mangel führt zu rissigen Lippen, Pilzinfektionen, trockener, fahler Haut und zu Haarausfall. Eisenlieferanten: Leber, Kürbiskerne, Sesam, Hülsenfrüchte, Leinsamen, Quinoa, Amaranth, Eier, Pfifferlinge.
- **Omega-3-Fettsäuren** lagern sich in die Zellwände ein, halten jede Körperzelle geschmeidig und jung. Fehlen sie, altert die Haut sichtbar. Gut: der tägliche Löffel Leinöl.
- **Siliziumoxid**, auch Kieselsäure genannt, ist für die Struktur von Haut, Haaren und Fingernägeln verant-wortlich. Schützt vor brüchigen Nägeln, Haarausfall und schwachem Bindegewebe. Ideal: ein Löffel Kiesel-säure im Joghurt.
- **Hefe** ist ein toller Anti-Aging-Wirkstoff für die Haut. Denn Hefe fängt freie Radikale und stärkt die Bar-riereschicht der Haut, kurbelt die Lipidproduktion der Haut an. Und: Die Zellwände der Hefe enthalten Beta-Glucane, die die Immunzellen der Haut stärken können.
- **Selen-Hefe-Tabletten** (Apotheke) helfen gleich zwei-fach gegen freie Radikale.
- **Ideale Kombi** im Hautjung-Präparat: Kieselerde, Zink, Kupfer, Biotin und andere B-Vitamine.

60 Therapeut Tier

Tiere sind Lebenstherapeuten. Sie lehren uns Achtsamkeit, schenken Augenblicke des Glücks – und ersparen uns auch noch Medikamente.

Wer gibt, kriegt. Nicht nur derjenige, der eine Massage bekommt, profitiert von der Berührung. Auch jegliche Form der Berührung, die man selber gibt, trägt zu Heilung und guten Gefühlen bei.

Studien zeigen: Wer streichelt, leidet weniger an Depressionen, Stresshormone sinken, das Selbstbewusstsein steigt. Das funktioniert auch beim Streicheln von Tieren. Therapiehunde reduzieren Einsamkeit und Medikamentendosis in Krankenhäusern und Seniorenheimen, Bürohunde dimmen Aggressionen und Mobbing.

Katzen verhindern Ehekrach und Selbstmorde. Hunde spüren einen epileptischen Anfall voraus und warnen das Herrchen. Meerschweinchen beruhigen das hyperaktive Kind. Delfine und Pferde dringen zu Autisten durch. Kinder, die mit Tieren leben, wachsen zu sozialeren Wesen heran, sind weniger aggressiv, neigen viel seltener zu Depressionen.

Tiere bringen ihre Besitzer zu Bewegung, sie senken den Blutdruck, entstressen, trösten über Einsamkeit hinweg und verbessern die Laune. Herzinfarktpatienten gesunden rascher und leben länger. Tiere helfen uns nicht nur, weil wir mit ihnen spazieren gehen, sondern vor allem, weil wir mit ihnen über Berührung kommunizieren. Ja genau: Gleich mal Danke sagen.

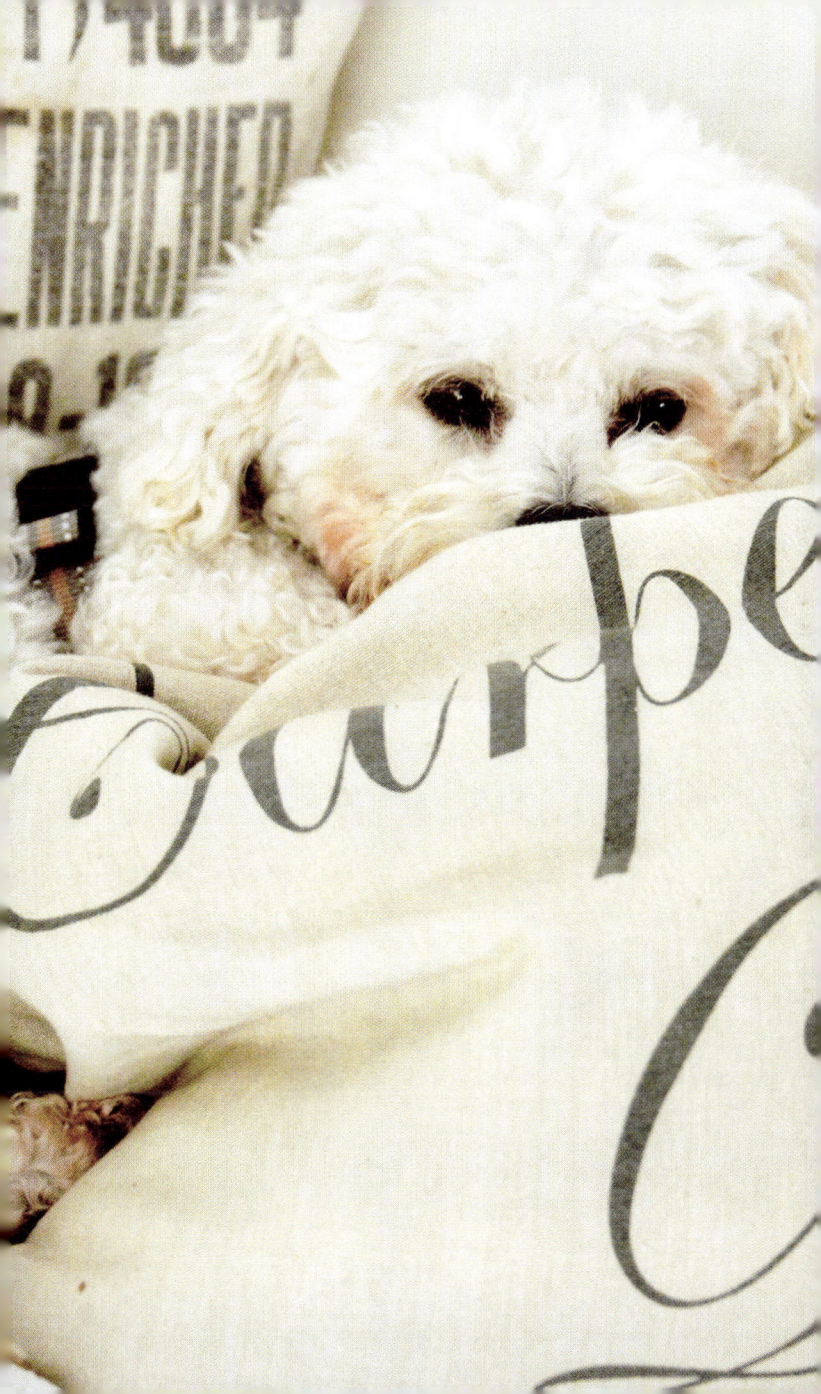

61 Gute-Laune-Zettel

Priming ist eine der wenigen Techniken, mit denen man das Unterbewusstsein ziemlich gut beeinflussen kann.

Primen ist etwas, das man jeden Morgen mit sich macht. Am Spiegel. Man stimmt sich mit seinen Gedanken schon mal auf den Tag ein – und schafft es sozusagen, ihn so vorherzubestimmen. Das sieht meist so aus: »Mensch, siehst du heute aus! Grauenhaft! Alles zwickt. Was wird das nur für ein Tag? Horror …«

Priming ist eine der wenigen Techniken, die das Unterbewusstsein ziemlich gut beeinflussen. Ungewollt negativ (da sind wir ja Meister drin) – gewollt positiv (müssen viele erst lernen). Primen. Leichtigkeit vermitteln. Dem Unterbewusstsein Lösungen präsentieren.

Der Hintergrund: Lesen wir einen Text mit negativen Adjektiven darin wie alt, träge, schwer, müde usw., laufen wir danach um 20 Prozent langsamer. Was lesen Sie denn so?

Alles, was wir jetzt sind, ist das Resultat unserer Gedanken, sagt Buddha. Primen, so die Forschung, funktioniert aber auch wunderbar positiv. Ein Beispiel? Ein Zimmermädchen, dem erzählt wird, dass sein Job gleichzeitig ein Fitnesstraining ist, nimmt ab und hat wesentlich bessere Blutwerte als seine nicht so wunderbar geprimte Kollegin.

Man denkt nicht über eine schwere Last nach, sondern über Leichtes: über Federn, Pusteblumen, Luftballons, Fliegen

auf dem Trampolin. Man kann sich in der Küche über die morgendliche Tasse Glückstee oder über ein Wand-Tattoo freuen: Carpe diem. Oder man schreibt sich einen Gute-Laune-Zettel, ein persönliches, wunderbar leichtes Lebensmotto. Und das hängt man an den Spiegel. Eines, das einen lächeln lässt. Morgens – und das wirkt dann den ganzen Tag. So eine Gute-Laune-Botschaft darf man in den Tag mitnehmen und auf das Gehirn wirken lassen, bis der linke Frontallappen der eines fröhlichen Optimisten ist. Funktioniert. Unser Gehirn ist wunderbar plastisch.

Also, mein Satz für alle, die ihn wollen:

»Hallo, du wunderbares, seltenes, gescheites Geschöpf da!
Hübsch, wach, fröhlich, gesund. Du passt gut
in diesen herrlichen, Erfolg versprechenden Tag.
Das wird ein Supertag – einfach wundervoll.«

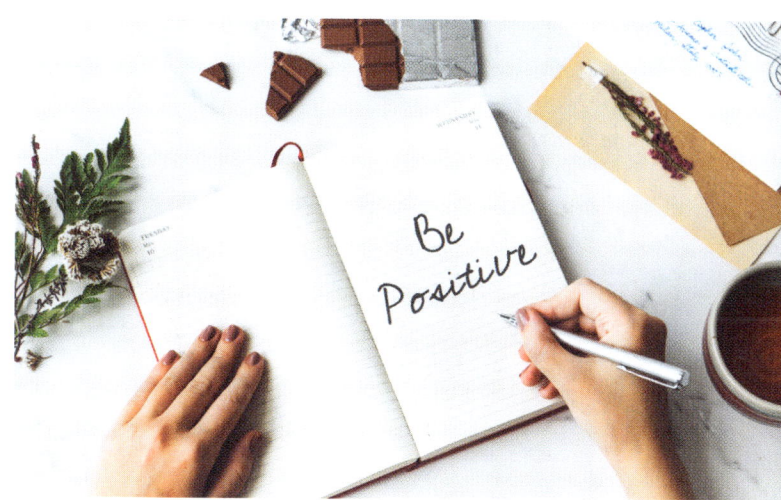

62 Gesundheits-Check

Drei Werte, die zu kennen sich lohnt

Dr. Rolf Rosenfeldt ist Internist und Gesundheitsmediziner. Und den habe ich gefragt: Wenn Sie sich drei »Ich-will-jung-bleiben«-Werte aussuchen dürften, die man besser genauer unter die Lupe nimmt, welche würden Sie wählen?

Herzraten-Variabilität Die HRV zeigt, wie flexibel das Herz reagiert – wie jung es ist. Die Intervalle zwischen zwei Herzschlägen verändern sich ständig, passen sich den Gegebenheiten an: Schlaf und Stress, aufgewühlt sein, verliebt sein, entspannt sein … Diese Veränderung nennt man Herzraten-Variabilität. Eine ausgeprägte Variabilität bedeutet ein gesundes, kraftvolles, flexibles Herz. Ist es das nicht, dann lernt man am besten schleunigst eine Entspannungsmethode und treibt Ausdauersport.

Vitamin D3 Mit einem Vitamin-D-Spiegel unter 30 ng/ml ist das Risiko, Krebs zu entwickeln, viel höher. Vitamin D ist kein Vitamin, sondern ein Hormon. Und das brauchen unser Immunsystem und jedes Organ vom Hirn bis zur Blase, um optimal zu funktionieren. Was tun? Ganz einfach: Vitamin D messen und auf 80 auffüllen.

Homocystein Das ist ein Zellgift. Homocystein zerstört Zellen in der Gefäßwand. Und Gefäße versorgen alles, überall im Körper. Das Herz, die Leber, die Nieren, die Haut, das Hirn, die Augen … Homocystein hoch heißt: hohes Risiko für Schlaganfall, Herzinfarkt, Erblinden etc. Der Wert sollte unter 10 Mikromol/l liegen. Wenn nicht, senkt man ihn mit drei B-Vitaminen (B12, B6 und Folsäure).

Schrittzähler

Umschnallen und in ein längeres Leben laufen.

10 000 Schritte am Tag reichen, um Übergewicht und Diabetes vorzubeugen, den Blutdruck zu senken, das Herz zu schützen – um länger und gesünder zu leben.

Wie viele Schritte tun Sie? Normalmenschen schaffen 3000 bis 5000. Wie viel sind überhaupt 10 000 Schritte? Finden Sie das doch einfach mal heraus! Sehr, sehr lehrreich! Handy-App laden oder Schrittzähler umschnallen (den gibt's schon für ein paar Euro) und raus in die Natur. Übrigens: Schrittzähler motivieren. Mit ihm haben wir mehr Lust, Fitnesspunkte zu sammeln, und gehen dadurch mehr. Eine Superinvestition in ein längeres, gesünderes, glücklicheres Leben.

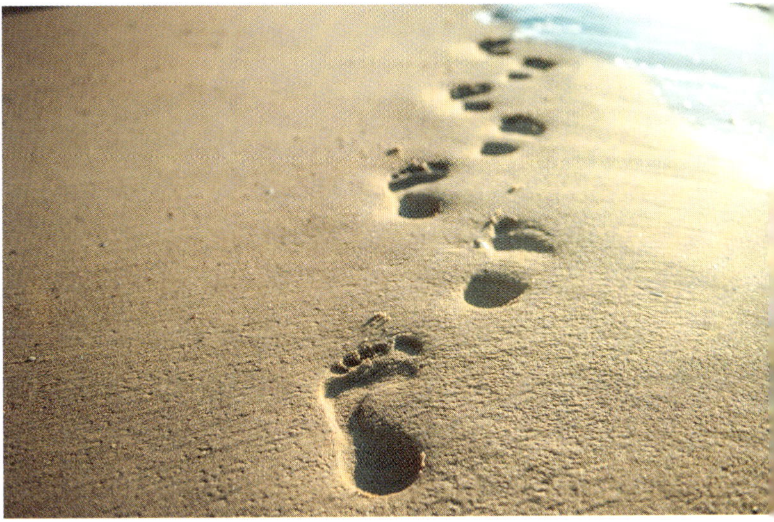

64 Ölziehen

Es gibt eine ganz einfache Art, die alt machenden fettlöslichen Gifte loszuwerden – und die »bleacht« ganz nebenbei auch noch die Zähne.

Morgens bin ich zur Zeit nicht ansprechbar. Definitiv nicht. Zehn Minuten lang. Da lauf ich mit dicken Backen und gerunzelter Stirn durchs Haus. Dicke Backen, weil ich einen Löffel Öl im Mund habe. Gerunzelte Stirn, weil ich mich auf die »xunt-Pipeline« konzentriere. Den Öltransport im Mund, zwischen den Zähnen. Vor und zurück, nicht raus und nicht runter. Nennt sich Ölziehen. Empfehle ich seit 15 Jahren allen, die abnehmen wollen, gesund sein wollen, jung bleiben wollen. Der beste Ausleitungsort für Gifte ist die Mundschleimhaut.

Ölziehen ist eine uralte Tradition – in Russland, in Indien, aus dem Schamanismus, aus dem Ayurveda – und die schnellste Entgiftungskur, die man seinem Körper schenken kann. Macht übrigens strahlend weiße Zähne. Und weil bei mir jedes Rezept wächst und immer besser wird, mixe ich mir seit Neuestem ein ganz besonderes Öl zum Ölziehen. Auch aus einem uralten ayurvedischen Rezept.

In ein neutrales mehrfach ungesättigtes Öl gebe ich 20 Tropfen ätherische Gewürzöle (Orange, Orangenblüten, Nelke, Minze, Sanddornfruchtfleisch oder etwas Ähnliches). Die regen über die Mundschleimhaut die Entgiftung an und stärken unser Immunsystem. Das macht auf einen Schlag wach und fröhlich. Und das Ganze hat einen weiteren Vorteil: Ich gehöre nämlich zu den

Menschen, die nicht so gerne einen Löffel Öl im Mund haben – auch wenn es neutral schmeckt wie Sonnenblumenöl, Rapsöl oder Sesamöl. Jetzt, da das Öl duftet und schmeckt, kann auch ich mich damit anfreunden. Die Mischung ist ideal: Sanddornfruchtfleischöl hilft gegen Sodbrennen und Übersäuerung, versorgt mit Carotinoiden und Vitamin E und wirkt antioxidativ. Nelkenöl vertreibt Zahnweh. Macht Viren, Bakterien und Pilze platt und lindert Schmerzen. Minzöl erfrischt, regt die Verdauung an und beruhigt gereizte (Schnarch-)Hälse. Orangenöl beruhigt und gleicht aus. Kleine Wunden im Mund heilen, Mundgeruch verschwindet.

Nach den zehn Minuten kauen, ziehen, schwappen spuckt man Gift. Raus damit. Soll man übrigens in ein Taschentuch spucken und in den Müll werfen. Nicht ins Waschbecken. So toxisch ist die Mischung nämlich, wenn der Körper alle guten Stoffe aufgenommen und alle schlechten abgegeben hat. Danach den Mund ausspülen, Zähne putzen, fertig. Ach ja, vorher kann man noch die Zunge abschaben. Sollte man auch tun, jeden Tag. Die Bahn frei machen für neue Gifte von innen nach außen. Übrigens: Auch die Zahnseide hat verjüngende Wirkung. Sie schützt nachweislich das Herz.

Und so geht's: 120 ml Sesamöl (oder ein anderes geschmacksneutrales, mehrfach ungesättigtes Öl) plus 60 ml ayurvedische Gewürzölmischung mixen, in eine Flasche abfüllen und 40 Tage lang morgens Ölzieh-Detoxen. Das kann man freilich auch den Rest seines Lebens machen.

65 Jungbrunnen Eiweiß

**Alles, was uns jung hält; besteht aus Eiweiß.
Das sollte tunlichst auf dem Teller liegen.**

Wir brauchen 1,5 bis 2 g Eiweiß pro kg Körpergewicht.
Und das ist gar nicht so einfach zu kriegen. 5 g Eiweiß
stecken in 150 g Joghurt (1 Becher), 10 g Eiweiß in 38 g
Schnittkäse (2 Scheiben), 20 g Eiweiß in 80 g Putenbrust
(kleiner Handteller). Um an 200 g Eiweiß zu kommen, muss
man 1 kg Heilbutt oder 1,5 kg Hüttenkäse essen!

Ob man ideal versorgt ist, das kann man messen lassen. Im
Blut. Gut sind 8,5 g Eiweiß pro dl Blut. Alles darunter ist
verbesserungswürdig, auch wenn man laut Laborzettel mit
6 g pro dl noch im Normalbereich liegt.

Wer gesund essend nicht auf sein tägliches Soll kommt
(schwierig bei starkem Übergewicht oder als Veganer),
baut eine gute Nahrungsergänzung mit ins Leben ein.
Mit hoher biologischer Wertigkeit aus einem heimischen
Rohstoff ohne Kohlenhydrate, Süß- oder Aromastoffe
(Bezugsquellen siehe Seite 186). Zu wenig Eiweiß heißt
nämlich: Der Körper reduziert den Stoffwechsel, baut
Muskeln ab, drosselt die Fettverbrennung, schickt uns mit
Hunger zum Kühlschrank. Freilich leiden auch das Im-
munsystem und die Regeneration jeder Zelle – sprich die
Jugend der Haut, des Bluts, der Nerven, des Herzens,
der Organe.

Hier kann man sich kostenlos
eine übersichtliche Eiweißtabelle
runterladen (und noch vieles mehr).

Weitblick

Wachsen, denn hinter dem Horizont
geht es weiter …

Unsere kleine Welt misst nicht mehr als fünf Meter um uns
herum. Dort haben wir alles im Blick. Das macht uns klein-
lich. Lässt schneller altern. »Magier hingegen blicken in die
Ferne«, sagt Paulo Coelho in seinem Roman *Schutzengel*.

Einer der wirkungsvollsten Smart-Aging-Tipps: Laden Sie
immer wieder den Horizont, die Wellen, die Wolken
in Ihre Welt ein – und spüren Sie, wie Ihre Seele wächst.

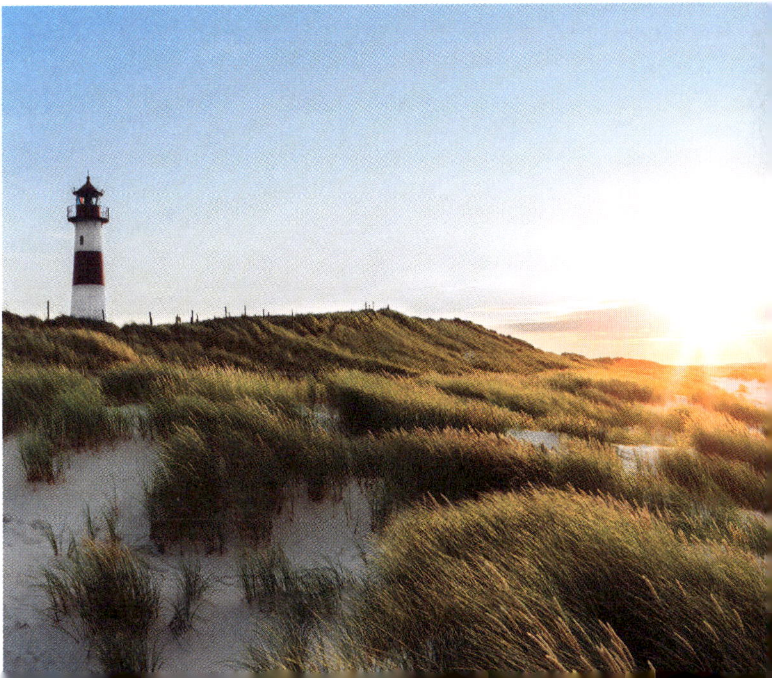

67 Anti-Aging aus dem Obstkorb

Obst ist wunderbar. Nur süßes Obst enthält zu viel Fruchtzucker, der macht die Leber fett. Wählen Sie sauer: Diese drei gelten als Well-Aging-Medizin.

Grapefruit hält die Zellen jung. Grapefruits sind Vitamin-C-Bomben und stärken die Immunabwehr, das ist bekannt. Vor dem Essen genossen, regulieren sie den Blutzucker der Mahlzeit runter (senken den Glyx!). Dass sie sich mit manchen Medikamenten nicht vertragen, ist auch nicht neu. Neu aber ist: Besonders der Extrakt aus den Grapefruitkernen und aus den weißen Fruchtwänden ist gesund. Ihre Bioflavonoide und antioxidativen Eigenschaften schützen vor freien Radikalen (alt machendem oxidativem Stress) und halten so die Zellen jung. Darum gibt man die Kerne und einen guten Anteil der weißen Schale mit in den Smoothie-Mixer.

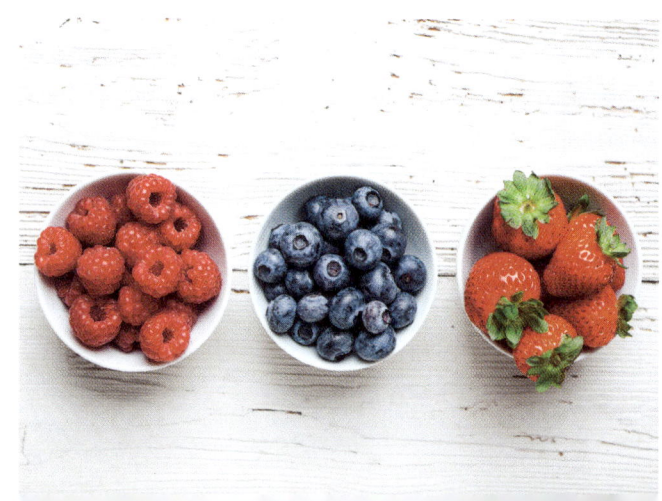

Beeren putzen die Arterien. Anthocyane verleihen Erdbeeren und Heidelbeeren die tolle Farbe. Und schützen uns vor Herzinfarkt. Wie Forscher der Harvard School of Public Health in Boston herausfanden, weiten Anthocyane die Arterien und verhindern die Bildung von Plaques (Ablagerungen an den Gefäßinnenwänden). In einer Langzeitstudie zeigten die Forscher außerdem, dass dreimal pro Woche Beeren auf dem Speiseplan das Herzinfarktrisiko bei Frauen um ein Drittel senken.

Apfel hemmt den Appetit, pampert die Nerven, schützt das Herz. Apfelpektin hält lange satt, bindet unerwünschte Fette. Apfelschnitze aus der Hand helfen über den kleinen Hunger. Besonders viel Vitamin C steckt in den Sorten Berlepsch, Idared und Boskop. Noch besser: alte Sorten vom Bauern (Gelbe Schleswiger Renette, Pommerscher Krummstiel, Pfaffenhofer Schmelzling, Berner Rosenapfel). Sie sind Glyx-niedrig und reich an Vitamin C und strotzen vor sekundären Pflanzenstoffen, die die Vitaminwirkung multiplizieren. (Mehr von Evas Botschaften steht auf Seite 41).

68 Rotwein

Wir wissen schon lange: Das tägliche Glas Rotwein hält gesund und jung. Auf vielfältige Art und Weise. Wie Wilhelm Busch schon sagte: »Rotwein ist für alte Knaben eine von den besten Gaben.«

Rotwein schützt das Herz. Der Zauberstoff Resveratrol hält die Gefäße jung. Als Antioxidans stärkt er Muskeln, Knochenbau und Kreislaufsystem. Er hemmt Entzündungen, beugt Alzheimer vor und treibt Krebszellen in den Selbstmord. Rotwein lockt den modernen Jungbrunnen namens Sirtuine (multifunktionale Enzyme). Er stärkt die Mitochondrien, unsere kleinen Zellkraftwerke und aktiviert ein Gen, das unsere Zellen jung und gesund hält. Der Erste, der Wein als Medizin einführte, war der Urvater aller Ärzte: Hippokrates von Kos pries Wein als Beruhigungs- und Schlafmittel, als Schmerzmedikation, zur Behandlung von Herz-Kreislauf-Erkrankungen und als Mittel zur Stärkung für Genesende.

Viel später das französische Paradoxon: Die Südfranzosen haben die besseren Herzen. 1991 machte ein französischer Arzt, Serge Renaud, den Wein zur Anti-Aging-Medizin. Er stellte eine Kohortenstudie an mehr als 36 000 gesunden Männern vor. Er fand heraus: Bei einem täglichen Alkoholkonsum von 30 bis 50 g (etwa zwei Gläser Wein) lag das Risiko für tödlich verlaufende Herzerkrankungen gegenüber den Abstinenzlern um rund 50 Prozent niedriger. Der Kopenhagener Forscher Dr. Grønbaek fasste die Ergebnisse seiner 16 Jahre andauernden Studie an über 13 000 Männern und Frauen folgendermaßen zusammen:

68

»Wer nie Wein trinkt, hat ein doppelt erhöhtes Risiko zu sterben gegenüber denjenigen, die täglich Wein konsumieren.« Auch die Sterblichkeit durch Krebs war signifikant reduziert. Sicherlich hat man fortan versucht, das zu widerlegen. Weil man so ein einfaches Medikament, das präventiv wirkt, vor vielen Krankheiten schützt und auch noch schmeckt, nicht so gerne hat.

Seit 2003 wissen wir, wie lebensverlängernd Resveratrol wirklich wirkt: Gibt man Resveratrol zur Bäckerhefe in einer Petrischale, dann lebt diese um 70 Prozent länger. Funktioniert beim Fadenwurm, bei der Fruchtfliege – und hoffentlich auch beim Menschen.

Wein beeinflusst den Insulinstoffwechsel positiv. Das beugt Übergewicht und Diabetes vor. Auch das Risiko an einer Demenz oder Alzheimer zu erkranken, reduziert Wein um 50 Prozent. Wein senkt das Nierensteinrisiko, erhöht Libido und Fruchtbarkeit. Natürlich muss man immer wieder sagen: in Maßen genossen. Wein schützt über mehrere aktive Wirkstoffe wie Resveratrol, Quercetin – und den Alkohol selbst. In der Schale der roten Traube steckt auch noch Melatonin, eines der wirkungsvollsten Anti-Aging-Hormone, die in unserem Körper arbeiten.

Neu ist: Bestimmte Stoffe im Rotwein sorgen dafür, dass weniger Testosteron ausgeschieden wird. Man fühlt sich leistungsfähiger, frischer, jünger. Gilt das alles auch für Weißwein und Rosé? Zum Teil natürlich. Klar, der Rote ist der Bessere. Nur: Vertragen tut ihn halt nicht jeder.

69 Lavendelsäckchen

**Es gibt eine Trilogie, die überzeugt das Sand-
männchen: Duft, Trypto, Vorleser. Wetten, dass …?**

Grad lese ich wieder: Jeder Zehnte schläft mehr als
schlecht. Leidet unter regelmäßigen Schlafstörungen.
Finde ich furchtbar. Macht nämlich alt und fördert das
Übergewicht. Ich wach' auch oft auf – und hab' lange
Zeit unter richtigen Schlafstörungen gelitten. Bis ich
endlich die Trilogie im Bett hatte. Freilich habe ich ein
Lavendelsäckchen unter dem Kopfkissen. Düfte, die man
mag, haben die Kraft, über die Seele und das zentrale
Nervensystem zu entspannen. So haben Forscher festgestellt: Lavendelduft beruhigt – und zwar auch Mäuse
und Schweine, bei denen man die entspannenden Inhaltsstoffe des Lavendelduftes im Gehirn nachweisen konnte.
Darum legte schon meine Oma ein Lavendelsäckchen
unters Kopfkissen. Lavendel hilft also nachweislich beim
besseren Schlafen. Genauso wie Zedernholzaroma. Davon
habe ich einen großen Sack neben meinem Bett stehen.

Hilft das nicht, muss der Sandmann von innen gelockt
werden. Entweder esse ich einen großen Becher Joghurt
mit Honig. Oder ich nehme zwei Kapseln mit Tryptophan, einem Eiweißbaustein, aus dem sich der Körper das
Glückshormon Serotonin bastelt und daraus wiederum
Melatonin, das Schlafhormon. Das hat den Vorteil: Man
nimmt nicht Melatonin selbst – was ja als Schlafmittel
nicht ungewöhnlich ist. Denn wenn man das nimmt, denkt
der Körper: Krieg' ich doch. Brauch' ich selber nicht
mehr basteln. Also lieber den Eiweißbaustein, die Basis,

aus der dieses Hormon gebaut ist, aufnehmen – und ohne Nebenwirkungen wieder einschlafen. Das tue ich, wenn ich mir ein Hörbuch in die Ohren stöpsle. Mir etwas vorlesen lasse. Wie einst …

Zurzeit: *Geister*, von Nathan Hill. Wundervoll! Da kommt nämlich kein Grübeln auf. Das, was uns davon abhält, Melatonin zu bilden. Also Lavendelsäckchen plus Trypto plus Vorlesen. Das hilft. Wetten, dass …?

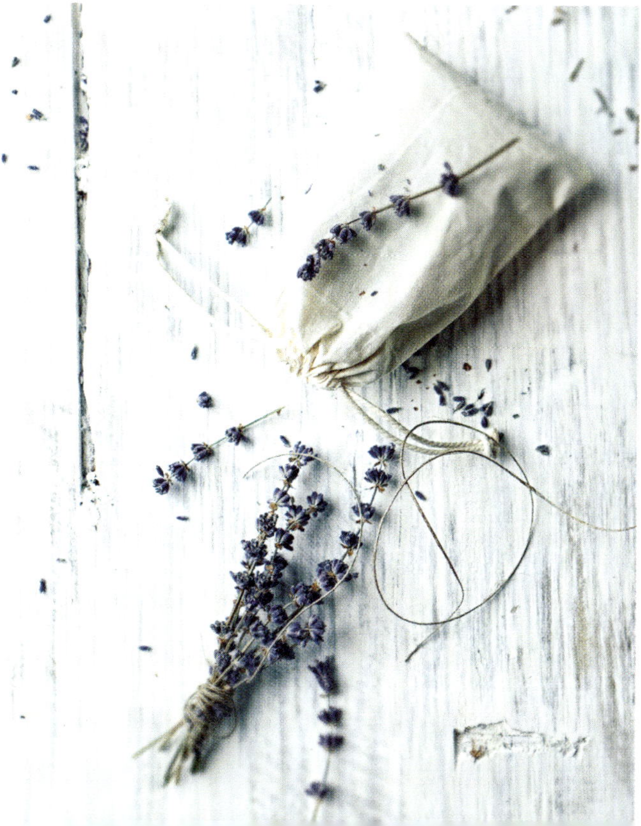

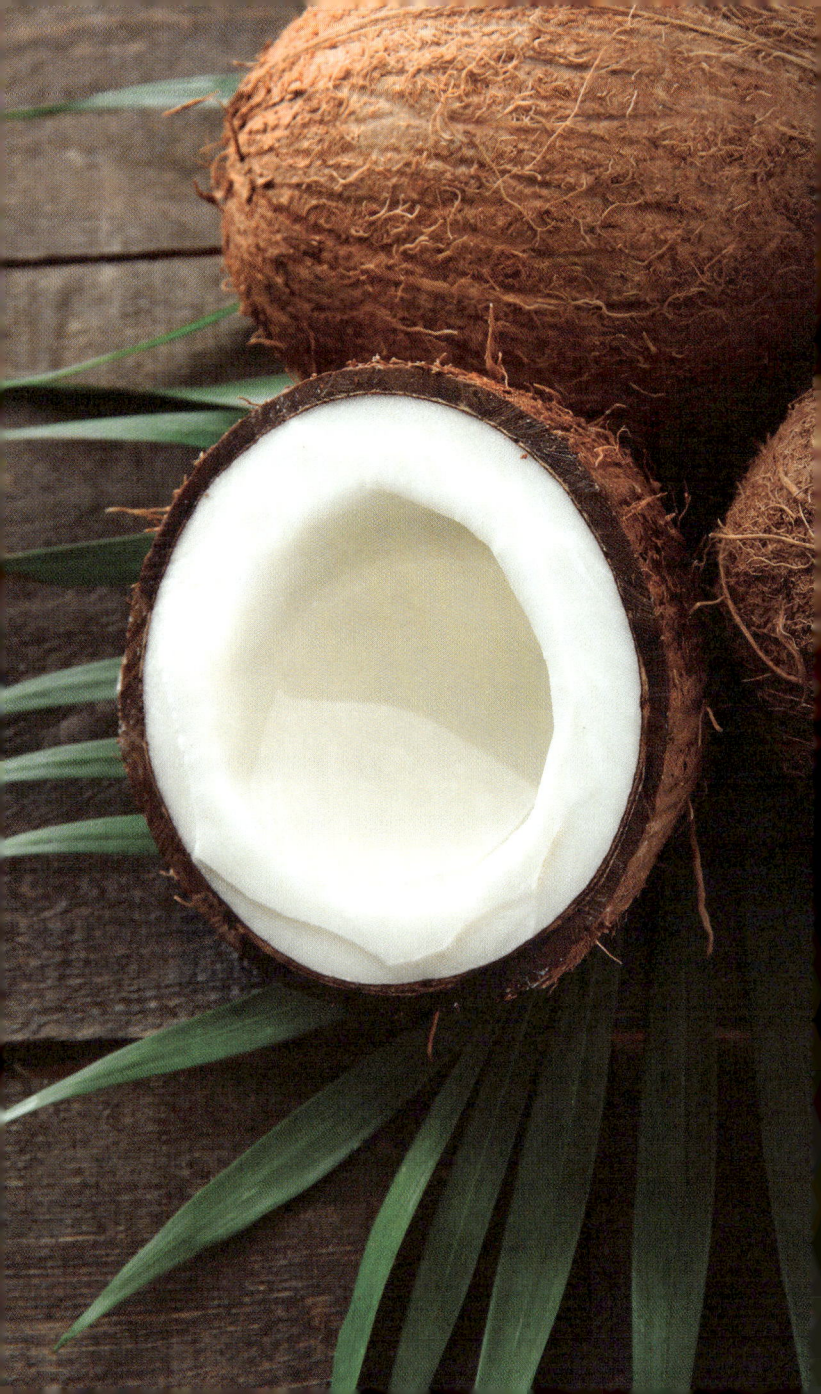

Dr. Kokosnuss

Ein rundes Hartschalenköfferchen voller Energie.

Die Kokosnuss verjüngt: Natives Kokosöl bewahrt vor schädlichen Umwelteinflüssen (freien Radikalen). Es schützt als Antioxidans jede Körperzelle vor dem Altern, lässt Wunden schneller heilen, spendet der Haut Feuchtigkeit, stärkt die Nägel und lässt Haare glänzen. Kokosöl lindert Gelenkschmerzen: Täglich etwas Öl im Kaffee oder Smoothie trinken. Unterstützend kann man das Gelenk, das Knie oder die Schulter auch einreiben. Kokosöl hilft bei Hautproblemen: Die Laurinsäure des Öls schützt die Haut vor Viren, Bakterien und Pilzen. Tägliches Einölen reguliert den pH-Wert, spendet Feuchtigkeit, heilt raue, rissige Haut, lindert Ekzeme und verhindert die Ausbreitung von Hautpilz.

Kokosnuss heilt den Darm: Sie wirkt sich regulierend auf die Verdauung aus, schafft Abhilfe bei Verstopfung, Übelkeit, Sodbrennen. Kokosfett entgiftet, verbessert die Bakterienkultur und vertreibt Candida. Ideales Darmbakterienfutter: Kokosmilch mit Fermenten zum Kokosjoghurt angesetzt.

71 Immer wieder anfangen

Das Geheimnis der ewig Jungen:
Immer wieder der Sehnsucht folgen.

Die Kunst, jung zu bleiben, liegt darin, immer wieder einen
Neuanfang zuzulassen. Jeden Lebensabschnitt, jedes
Jahr, jeden Frühling, jeden Morgen, jeden Moment. Keiner
kann das so schön ausdrücken wie Dr. Anselm Grün,
Benediktinerpater:

>»Älter werden heißt nicht nur
>loslassen und annehmen,
>sondern auch immer wieder anfangen.
>Es gibt neue Einsichten,
>neue Herausforderungen, neue Möglichkeiten.
>
>Niemand ist festgenagelt auf seine Vergangenheit.
>Jeder kann jeden Tag neu anfangen.
>In jedem Alter. Der Stern am Firmament
>deines Herzens ist ein Bild für die Sehnsucht,
>die dich treibt.
>
>Trau deiner Sehnsucht,
>folge ihr bis an den äußersten Rand.«

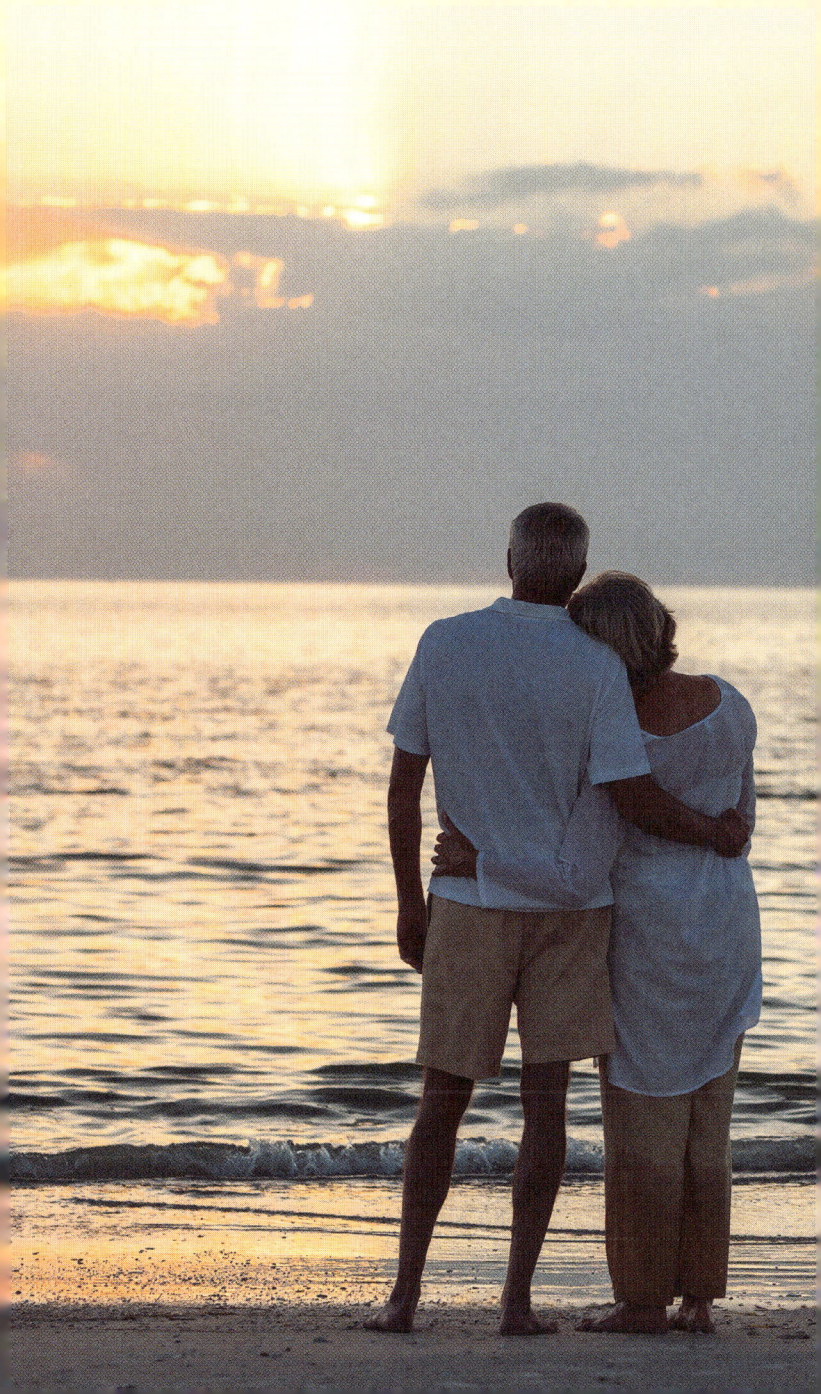

72 Hallo Danke!

**Danke zu sagen haben so viele verlernt.
Die meisten Menschen leiden chronisch unter
einem Dankbarkeitsdefizit. Dumm. Denn
genau das schenkt uns Lebenszeit. Bessere Lebenszeit.**

Das Gefühl der Dankbarkeit stärkt Immunsystem, Wohl-
befinden und die seelische Abwehrkraft. Dankbarkeit
unterdrückt so schlechte Gefühle wie Angst, Neid und
Wut, die uns krank machen. Beides nebeneinander kann
man nicht fühlen. Kalifornische Psychologen fanden in
einer Dankbarkeitsstudie heraus: Wer in seinem Tagebuch
notierte, wofür er dankbar war, war messbar optimisti-
scher, fühlte sich vitaler und verspürte mehr Lebensfreude
als die Probanden, die aufschrieben, was schiefgelaufen
ist im Leben oder die völlig neutral über Erlebtes berichte-
ten. Die Dankbarkeitsnotierer waren fitter, trieben
mehr Sport, schliefen besser, litten viel seltener unter
Bauch- oder Kopfschmerzen, Schwindel oder Muskel-
verspannungen. Die Anzahl der Freunde und sozialen
Bindungen wuchs. Sie erreichten ihre Ziele schneller. Was
tut sich da im Körper? Dankbarkeit aktiviert unseren
Vagusnerv, Teil unseres Ruhesystems, des Parasympathikus.
Das senkt den Stresslevel, führt zu mehr Gelassenheit.
Das tut dem Herzrhythmus gut. Wer sich in Dankbarkeit
trainiert, der senkt auch mehrere Entzündungsmarker im
Körper.

Die gute Nachricht: Dankbarkeit kann man wie einen
Muskel trainieren. Einfach den Fokus auf das legen, wofür
es sich lohnt, dankbar zu sein. Aufschreiben.

Mein Dankbarkeitstagebuch

Kopieren, notieren, länger leben.
Heute war ich dankbar für …

_____

_____

_____

_____

_____

_____

_____

_____

_____

_____

_____

_____

73 Schokolade

Schokolade ist gesund wie Gemüse.
Denn Kakao ist eine Bohne – und Schokolade
Gottes öffentliche Entschuldigung für Brokkoli.

Vor 400 Jahren wurde Schokolade grammweise in der
Apotheke verkauft. Als stärkende Arznei. Kräftigend. Den
Magen beruhigend. Die feine Gesellschaft nippte den
Kakao aus Porzellantässchen, weil er lecker schmeckte und
weil man ihm aphrodisierende Wirkung nachsagte.

Gibt es gesunde Schokolade? Ja. Raw. Bitter. Dann schenkt
jede Rippe nicht nur Glück pur, sondern auch Lebensjahre. In der Bitterschokolade stecken achtmal so viele
Mineralstoffe wie in der gleichen Menge Apfel. Also
in Schokolade mit hohem Kakaoanteil, mit mindestens
75 Prozent. Es gibt heute ja sogar schon 99,5 Prozent Kakaoanteil, da macht nix mehr dick. Nur jung. Nur gesund.
Kakao ist ungeröstet eine der Pflanzen mit der höchsten
antioxidativen Kraft. Die liegt weit höher als die der
Gojibeeren zum Beispiel. Kakao schützt somit jede Zelle,
hält den Körper jung. Aber nur, wenn die Kakaobohnen
unter 42 °C Grad erhitzt anstatt geröstet werden, bleiben
die wertvollen sekundären Pflanzenstoffe erhalten. Diese
aktivieren die Produktion von Serotonin und das hellt
die Stimmung auf, macht klar im Gehirn und bremst den
Appetit. Auch das Theobromin des Kakaos macht wach, da
ist es dem Koffein aus dem Kaffee sehr ähnlich. Es wirkt
nicht so extrem, dafür acht Stunden lang. Das hält uns
auf langen Autofahrten fit und wach. Außerdem enthält
Bitterschokolade Raw Phenylethylamine. Die kennt man,

wenn man verliebt ist. Die machen diese Schmetterlinge im Bauch, dieses Glücksglucksen. Und da kann man wirklich von Luft und Liebe leben und hat keinen Hunger. Genau diese Stoffe stecken auch in der Kakaobohne.

Und: Vier Gramm reines Kakaopulver täglich verbessern binnen zwölf Wochen das Hautbild. Mehr Elastizität, weniger Falten, weniger Rauheit. So eine Studie von Prof. Helmut Schatz, Vorsitzender der Deutschen Gesellschaft für Endokrinologie.

Ein Dutzend Bitterschokogründe

1. Schlankmacher: Regt mit Katechinen den Stoffwechsel an.
2. Herzschutz: Senkt das Infarktrisiko um 37 Prozent.
3. Gehirnschutz: Senkt das Schlaganfallrisiko um 29 Prozent.
4. Stressdämpfer: Flavonoide beruhigen.
Sie blockieren Stresshormone.
5. Blutzuckerregulator: Polyphenole senken das Diabetesrisiko um 31 Prozent.
6. Fit im Kopf: Steigert die Hirndurchblutung und somit die Konzentrationsfähigkeit.
7. Gute-Laune-Doping: Mit dem Glücks-Cocktail Phenylethylamin, Tryptophan und Theobromin.
8. PMS-Bremse: Eine Rippe Bitterschokolade hievt aus dem Serotonin-Tief in den Tagen vor den Tagen.
9. Darmfutter: Kakaos sekundäre Pflanzenstoffe wirken in Kombi mit Ballaststoffen positiv auf die Darmflora.
10. Entzündungshemmer: Bitterstoffe wirken antiinflammatorisch und immunmodulatorisch.

11. Jungbrunnen: Flavonoide regen die Bildung von Stammzellen an.

12. Schönheitselixier: Antioxidantien schützen Zellen, halten die Haut jung, glätten Falten. Und übrigens ist es ja absolut trendig, sich seine Schoko selbst zu machen.

Deshalb:

All-you-can-eat-Schoki
Ergibt 220 g zartbittere Schokolade – 15 Minuten

90 g Kakaobutter
45 g ungeröstete gemahlene Kakaobohnen
40 g Kakaopulver
Mark von 1 Vanilleschote
2 kleine Prisen Salz
30–60 g Agavendicksaft (je nach gewünschter Süße)

1. Die Kakaobutter in eine Metallschüssel geben und über dem Wasserbad schmelzen. Vorsicht, dass kein Wasser an die Kakaobutter gelangt, sonst gerinnt die Schokolade.

2. Währenddessen in einer Schüssel die gemahlenen Kakaobohnen, Kakaopulver, Vanille, Salz und Agavendicksaft aufeinanderschichten. Die geschmolzene Kakaobutter darübergeben und alles eine Minute lang kräftig verrühren, bis sich die Schokoladenmasse glättet.

3. Anschließend die Masse in Förmchen gießen und im Kühlschrank fest werden lassen.

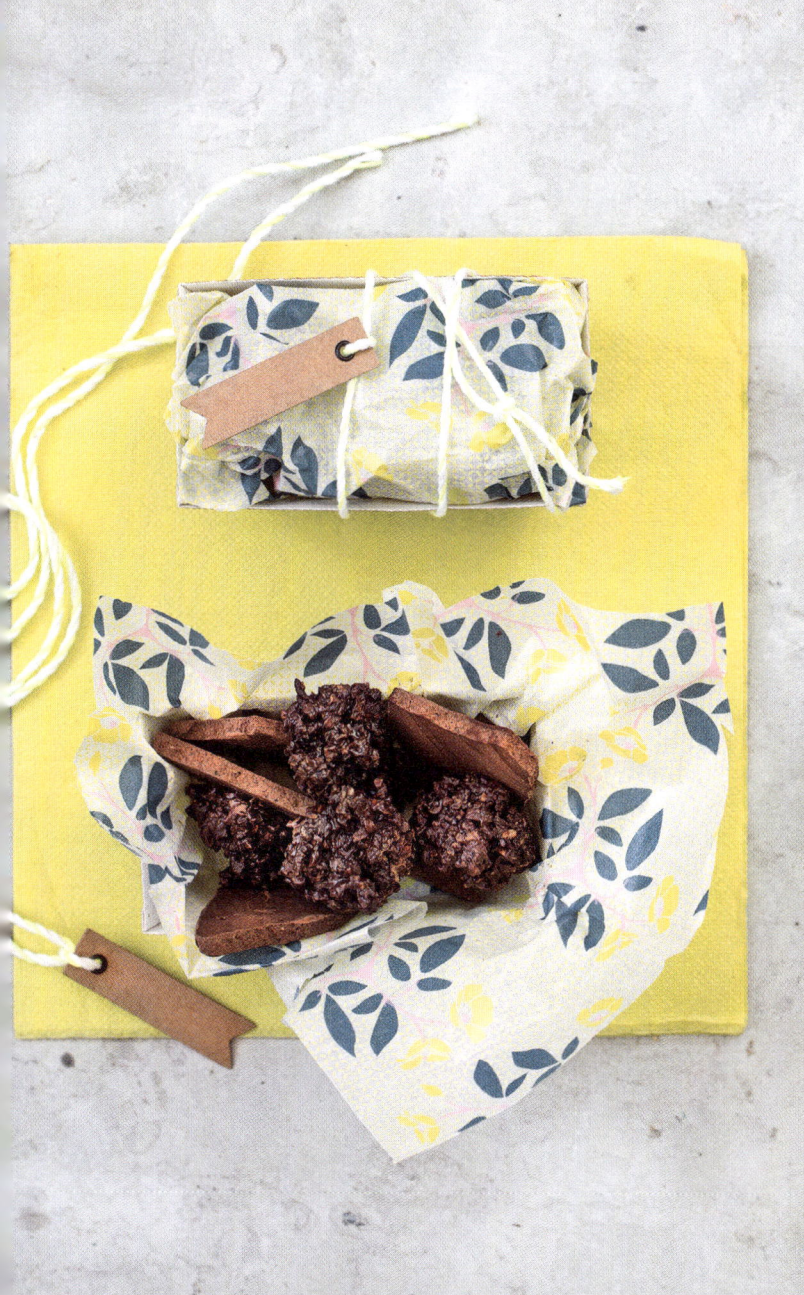

74 Facelift nebenbei

**Brüll mal oder mach' komische Grimassen!
Das wirkt nämlich wie Gymnastik fürs Gesicht. Hält die
Haut straff, macht wach, zaubert in Sekundenschnelle
ein Strahlen ins Gesicht – und hilft auch, kräftig über
sich selbst zu lachen. Ein bewährtes Lebenselixier.**

Yogalöwe
Gucken, ob jemand schaut. Nein? Dann wie ein Löwe
brüllen. Das ist Anti-Stress, Anti-Aging, Anti-Alles. Das
strafft Gesichts- und selbst den Platysmamuskel, den
dünnen, dreieckigen Muskel vorne am Hals. Es schenkt
Energie und befreit. Los geht's: Einatmen durch die
Nase, ausatmen, den Mund und die Augen weit aufreißen,
die Zunge herausstrecken und am besten dabei auch
noch brüllen wie ein Löwe.

AEIOU-Akrobatik
Um die Mundpartie bilden sich gerne mal ein paar Falten.
Das beste Training dagegen? Gesichtsakrobatik! Mag
komisch aussehen, wirkt dafür Wunder. Vor den Spiegel
stellen, Mund weit öffnen und übertrieben A-E-I-O-U
mit den Lippen formen. Über sich selbst lachen.

Augen-Gym
Bodybuilding für die Muskeln rund um die Augen, zum
Beispiel gegen Krähenfüße. So geht's: Mit den
Fingerspitzen je links und rechts auf Höhe der Schläfen die
Haut sanft nach hinten oben ziehen. Gleichzeitig fest mit
den Augen blinzeln, mindestens zwanzigmal.

Gegen Stirnfalten

Zornes- und Sorgenfalten auf der Stirn lassen einen schnell alt aussehen. Deshalb entweder gar nicht erst ärgern oder ab ins Stirn-Fitness-Studio! So geht's: Alle Fingerkuppen oberhalb der Augenbrauen ansetzen, sanft nach unten drücken und gleichzeitig die Frontalis-Muskulatur nach oben ziehen, als würde man die Augenbrauen hochziehen wollen. Mindestens zwanzigmal wiederholen.

Gesichtsmassage

Entspannt und aktiviert das Gewebe. So geht's: Mit den Fingerkuppen das Gesicht abklopfen, die Wangen, um die Augen, die Stirn. Dann alle Gesichtspartien mit der Handinnenfläche sanft drücken und die Blutzirkulation anregen. Drittes Auge (Stirnmitte über den Augenbrauen) und Stirn ausmassieren.

Healing Energy

Rezept gegen müde Haut und müde Momente: Hände aneinander reiben, sodass sie warm werden und Energie abgeben. Dann auf Gesicht und Augen auflegen, dabei tief ein- und ausatmen. Dem Prickeln nachspüren.

Der innere Doktor

Das, was uns schnell krank und alt macht, sind
chronische Entzündungen. Dagegen geht am besten
der innere Doktor vor. Man muss ihn nur unterstützen.
Sport treiben, Olivenöl tanken, in die Sonne gehen,
kalt duschen, saunieren und ab und zu mal 'ne
Esspause einlegen.

Die ersten Anzeichen chronischer Entzündungen nimmt
man leider nur selten ernst – und verbucht sie oft unter
»Ich werde halt älter«. Müdigkeit, keine Energie, depressive
Verstimmungen, Gelenkbeschwerden, Konzentrations-
störungen, Vergesslichkeit, Nahrungsmittelunverträglich-
keiten oder Allergien, migräneartige Nacken-Kopf-
Schmerzen, Schwindel, Schlaflosigkeit, Sehstörungen oder
überhöhte Reizbarkeit. Muss alles auch mit 80 nicht sein!

Die Übeltäter?
UV-Licht, Umweltgifte, unverträgliche Lebensmittel (zum
Beispiel Weizen, Gluten, Ei), Stoffwechselendprodukte,
Arachidonsäure, Transfettsäuren (gehärtete Fette in Fertig-
produkten, Frittiertem, Paniertem), zu häufige falsche
Mahlzeiten und Überanstrengung. Auch Sialinsäure Neu5Gc
(N-Glycolylneuraminsäure) aus rotem Fleisch wie Rind,
Schwein, Lamm lagert sich im menschlichen Gewebe ein
und sorgt über verschiedenste Wege für Entzündungen
im Körper. Und sorgt auch für Unverträglichkeiten gegen
Urnahrungsmittel wie Pilze, Äpfel, Nüsse. Sie steckt
viel in Kaviar und leider auch in Ziegenkäse. Den sollte man
schon gerne essen, halt nicht dreimal täglich.

Je nachdem, in welchem Gewebe die Entzündungen und damit Immunreaktionen stattfinden, hat man Symptome. In den Gelenken? Das macht Rheuma. In der Schilddrüse? Energiemangel, Gewichtszunahme, Hashimoto. In den Gefäßen? Arteriosklerose, Bluthochdruck.

Entzündungsreaktionen zerstören die Darmschleimhaut, führen zu Reizdarm, aber auch zu Hautkrankheiten, Migräne, Herz-Kreislauf-Erkrankungen, Stoffwechselstörungen. Häufig sorgt so eine Entzündung für Insulinresistenz, das macht chronisch müde – und man nimmt zu. Schwelende Entzündungen im Körper machen dick, fördern Diabetes. Entzündungen machen auch unglücklich, schüren Depressionen. Entzündungen sind mitverantwortlich für Krankheiten wie Alzheimer, Arteriosklerose, Arthritis, Asthma, Demenz, Herzinfarkt, Krebs, Morbus Crohn, multiple Sklerose, Neurodermitis, Parkinson, Schlaganfall und Schuppenflechte.

Entzündungen kann man messen

Ein hoher hs-CRP-Wert zeigt, dass kleine Entzündungsherde im Körper schwelen. Für einen hohen hs-CRP-Wert sorgt zu viel Stickstoffmonoxid, zu viel oxidativer Stress, zu viel Steak, zu viel Bauchfett – und zu wenig Entspannung, Bewegung und Gemüse. Und: Jede einzelne Mahlzeit, weshalb viel snacken Tag für Tag schnell alt macht (siehe auch Seite 27).

GESUNDHEIT

Was weckt den inneren Doktor?

Abnehmen. Fettgewebe fördert Entzündungen im Körper.
Moderate Bewegung baut Fett ab, schmiert die Gelenke,
stärkt das Immunsystem, senkt Entzündungswerte.
Den Mund morgens mit Kokosöl ausspülen. Auf genügend
Omega-3s achten (Seefisch, Leinöl, Chiasamen).
Weizen vier Wochen lang weglassen und ihn danach
nur alle vier Tage essen. (Weil moderner Weizen der Aus-
löser für ganz viele Unannehmlichkeiten ist – wie
Übergewicht, Heißhunger, Insulinresistenz, Rheuma,
Migräne, Darmentzündungen, Hauterkrankungen –, geht
es so manchem Menschen unter Weizenabstinenz
plötzlich gut.)

Um Entzündungen zu reduzieren, sollte man überhaupt
seltener essen. Nicht häufiger als dreimal pro Tag wäre
ideal. Weil jede Mahlzeit im Körper Entzündungsreaktionen
aktiviert. Und man sollte ab und zu eine Teilzeitfasten-
phase einbauen (siehe Seite 92). Dann bleibt dem Körper
auch genug insulinfreie Zeit, sein Fett abzubauen, den
(Bier-)Bauch abzulegen. Ja, meine Herren, der produziert
jede Menge entzündungsschürende Substanzen. Menschen, denen drei Mahlzeiten nicht reichen, sollten
zwischendurch kohlenhydratfrei snacken. Einen Joghurt
ohne Früchte. Gemüse. Eine Handvoll Nüsse. Eine
kleine Schüssel Hummus.

Entzündungshemmendes auf dem Teller

Eiweißlieferanten ohne Sialinsäure:

Fisch, Huhn, Pute, Truthahn, Fasan, Rebhuhn, Ente,
Taube, Meeresfrüchte, Garnelen, Insekten. Und Sialin-
säure-Gegenspieler: Algen, Pilze, Eier.

Omega-3 s

aus Lachs, Makrele, Hering, Thunfisch und Sardine, aus
Pflanzenölen wie Chia-, Hanf-, Lein- und Walnussöl. Tiere,
die wild leben und grüne Pflanzen fressen, enthalten viel
Omega-3s. Mit Getreide und Soja gemästete Rinder und
Schweine enthalten nur noch die entzündungsfördernden
Omega-6-Fettsäuren.

Flavonoide und Saponine

aus Hülsenfrüchten, Hafer und Gemüse.

Immunstärker und Entgifter

Ananas, Bärlauch, Basilikum, Brombeeren, Buchweizen,
Ingwer, Kamille, Kapuzinerkresse, Kirschen, Knoblauch,
Koriander, Kümmel, Kurkuma, Lakritz, Meerrettich, Quitte,
Rotwein, Thymian, Zimt, Zwiebeln und Quark. Tees und
Extrakte mit Aronia, Efeu, Ginseng, Hagebutte, Holunder
und Sanddorn.

76 Resilienz-Öl

GESUNDHEIT

Man meint immer, dass Schokolade die Kraft hätte,
Stress erträglich zu machen, Kummer aushaltbar. Nö.
Das kann ein Zauber-Öl mit Quark viel besser.

Irgendwas hat bei mir gerade das Pech-Gen angeknipst.
Ich erzähle das jetzt nicht alles … Gott sei Dank habe
auch ich ein Gehirn, das mich nicht ständig mit Sorgen
vergiftet, sondern mitunter meisterhaft verdrängt – dann
wenn's zu viel wird. Heute hab' ich zu meiner Eh-schon-
Sorgen-Liste mal wieder eine Maschine voll Wäsche rosa

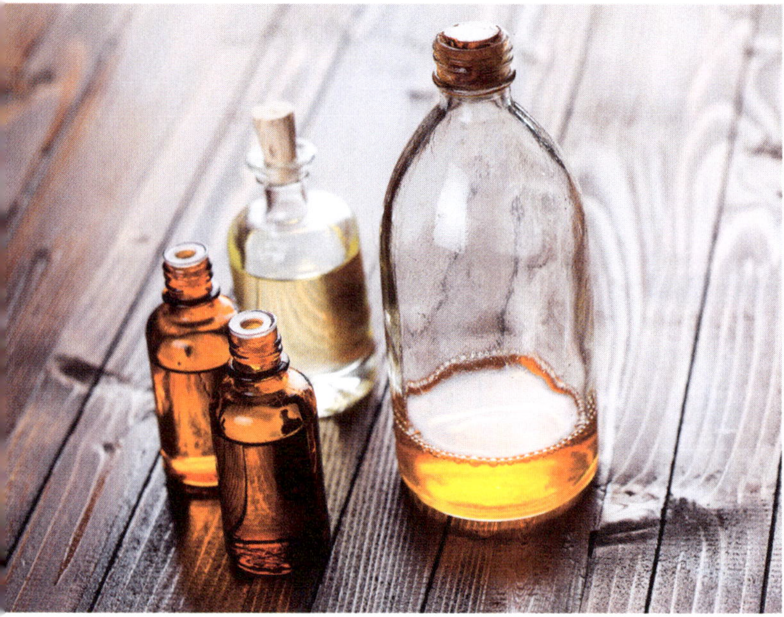

gefärbt. Mit meiner lindgrünen Lieblingshose, meinem hellgrauen Lieblingsjäckchen … Die rote Socke habe ich nicht mal gefunden. Wolf hat gesagt: »Komm. Jetzt weine einfach mal alles so richtig raus!« Ich bin dann lieber ins Reformhaus gegangen, fest entschlossen an meiner Resilienz zu arbeiten – und zwar mit Hilfe der Epigenetik.

Auf Deutsch? Resilienz ist unsere Fähigkeit, uns nach einer stressigen Belastung schnell wieder zu regenerieren. So wie ein Flummi, der nach dem Aufprall gleich wieder rund ist. Das wäre also das Ziel. Nun: Die Epigenetik sagt, die Resilienz wird einem in die Wiege gelegt. Aber das sagt gar nix aus. Denn man kann seine Gene auch ändern. Anknipsen und Ausknipsen. Mehr Resilienz bekommen, auch in späten Jahren. Und zwar durch Zuwendung von Freunden, indem man andere um Hilfe bittet, durch gesunde Bewegung und freilich durch gutes Essen. Es sind die essenziellen Fettsäuren, die uns klug machen, uns gute Laune machen, uns schlank machen, die jede Körperzelle kitten, die die Gene für Langlebigkeit anknipsen. Und das wahre Geheimnis liegt in der Mischung. Sie sorgt für mehr Energie, mehr Glück im Kopf. Darum bin ich gestern ins Reformhaus und hab' mal wieder Öl getankt für ein Resilienz-Zaubermittel. Je eine kleine Flasche Arganöl, Walnussöl, Olivenöl und Leinöl. Das mix' ich mir in einer großen Flasche und davon kommen dann täglich zwei Esslöffel in meinen Quark mit Kräutern. Das ist Medizin pur, bringt mit seinen Omega-3s, dem Tryptophan und dem Chlorophyll Glück in den Kopf und Gesundheit in jede Körperzelle. Und ein Stückchen ewige Jugend.

77 Pausieren

Mit Pausen und Power-Naps das Leben entschleunigen.

FITNESS

Prof. Lothar Seiwert, Europas führender Zeitexperte, empfiehlt: »Entschleunigen Sie das Leben. Jeden Tag aufs Neue, bis es zur Gewohnheit wird, dass Sie sich nicht mehr durch alles und jeden drängen lassen.« Machen Sie Pausen. Nicht nur mittags. Am besten alle 45 Minuten. Dreimal fünf Minuten sind besser als einmal 15 Minuten. Gönnen Sie sich mittags einen Power-Nap, einen Kurzschlaf von nicht mehr als 10 bis 15 Minuten. Schlafen wir mehr als 15 Minuten, schüttet der Körper viele Tiefschlafhormone aus, die uns dann eher ausknocken.

Und machen Sie eine Sitzpause! Die wichtigste Pause ist die vom Sitzen. Stundenlanges Sitzen tut uns nicht gut. Mehr als das, es ist sogar lebensgefährlich! Schlimmer als Rauchen, sagen Studien. Es schadet nicht nur dem Rücken und schwächt die Muskulatur, sondern wirkt sich obendrein auch noch negativ auf unsere Organe aus.

Wer länger sitzt (und das auch noch einseitig!), ist früher tot, könnte man sagen. Deshalb steht bei mir im Büro auch nicht nur ein Stuhl, sondern gleich eine ganze Stuhlparade. Ein Bürostuhl zum Lümmeln, ein Kniestuhl, ein MiShu und seit Neuestem ein Sitzball. Der fördert das dynamische Sitzen. Man muss ständig die Position verändern, um mit dem Po am Ball zu bleiben. Und ansonsten steht man alle 20 Minuten auf und geht für drei Minuten aufs Trampolin. Setzt das Springseil ein – oder was auch immer den Körper in Bewegung bringt.

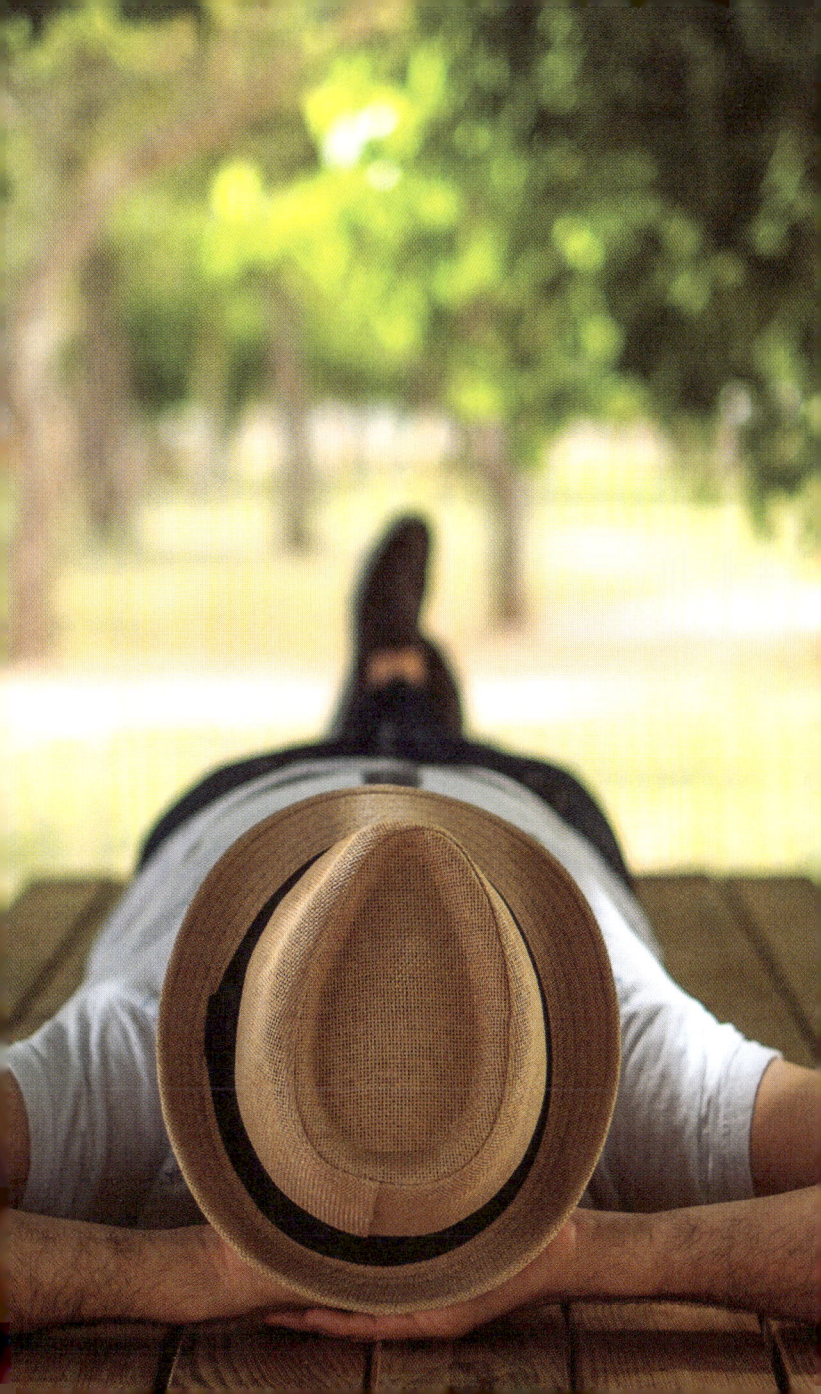

78 Laufreflex

FITNESS

Vor einem Vierteljahrhundert fing ich zu laufen an – und tue es heute noch. Weil ich auf einen ganz besonderen Arzt gehört habe, einen, der keine Pillen verschreibt. Der sagt: »Lauf um dein Leben!«

Ulrich Strunz ist Internist und schrieb vor einem Vierteljahrhundert ein Laufprogramm: *Forever young*. Und ihm habe ich wie Millionen andere Mitbürger meinen Laufreflex zu verdanken: »Morgens setzen Sie sich an den Frühstückstisch, köpfen ein Ei – ohne darüber nachzudenken. Das tun Sie automatisch. Sie haben einen Frühstücksei-reflex. Für das Laufen brauchen Sie auch so einen Automatismus. Einen Laufreflex. Und wie bekommen Sie einen Reflex? Ganz einfach: Wenn Sie vier Wochen lang jeden Tag etwas um die gleiche Zeit tun. Jeden Tag. Stellen Sie sich Ihre Laufschuhe ans Bett. Sie rumpeln früh hoch, fallen in die Schuhe, erschrecken fürchterlich und laufen los. Wichtig: Sie dürfen sich nicht erst die Zähne putzen oder gar duschen. Denn das kostet Sie zwölf Minuten, und in dieser Zeit fallen Ihnen garantiert 14 Ausreden ein, warum Sie gerade heute zufällig ausnahmsweise keine Zeit zum Laufen haben. Also: Stellen Sie das Denken ab, laufen Sie los, vier Wochen lang, dann haben Sie einen Laufreflex. Das Laufen gehört dann wie das Atmen zu Ihrem Leben.« (*Der kleine Laufcoach*, Ulrich Strunz, Heyne Verlag)

Druidenfaust

Schnell mehr Energie – ohne Kalorien

Heute wissen wir, dass das Zwischendurchessen das ist, was uns dick macht. Und alt. Denn jeder Snack lockt Insulin. Und so lange das Blutzuckerhormon im Blut schwimmt, stellt jedes Anti-Aging-Hormon seine Arbeit ein. Jedes! Der Körper braucht seine Fastenphasen (siehe auch Seite 92). Was tun, wenn es einem an Energie mangelt? Bevor man sein Energieloch mit einer Zimtschnecke vom Bäcker füllt, könnte man sich auch einfach mal traditioneller Körpermedizin zuwenden.

Das Yoga der Druiden heißt Wyda. Es beruhigt Geist und Gedanken, schult Wahrnehmung und Konzentration und sorgt sofort für mehr Energie.

Gleich mitmachen! Arme seitlich öffnen. Hände vor dem Körper auf Nabelhöhe zusammenführen. Faust schließen. Fingerknöchel und Daumen berühren sich. Spüren, wie die Energie fließt. Ein paarmal wiederholen.

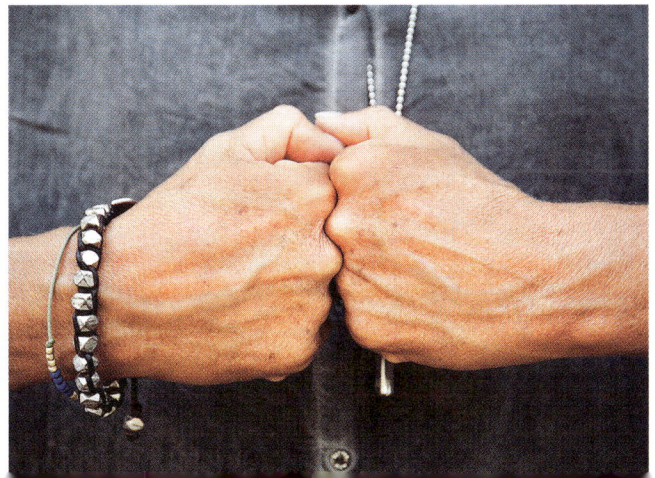

80 Bitte bitter!

Da wacht die alte Leber auf –
und mit ihr der ganze Mensch.

Bitterstoffe regen den Stoffwechsel an, helfen beim
Entgiften und verhelfen zur schlanken Linie. Die Stimula-
tion der Bitterrezeptoren im Mund regt nämlich den
Energiestoffwechsel an. Wir hätten viel weniger Probleme
mit Zivilisationskrankheiten, würden wir noch alte
bittere Gemüsesorten essen.

Täglich eine Kakaobohne. Jungbrunnen! Halbe Grapefruit
vor dem Essen. Jungbrunnen! Bittere Gemüsesorten wie
Artischocke, Chicorée, Radicchio, Brunnenkresse, Endivien-
salat und Löwenzahnblätter. Jungbrunnen! Auch Kohl
liefert Bitterstoffe. Aus vielen anderen Gemüsesorten sind
die Bitterstoffe leider herausgezüchtet worden. Bio-
Bauern arbeiten Gott sei Dank wieder mit alten Sorten.
Ebenfalls Bitter-Loch-Füller: mit Kurkumasamen und
Kardamom würzen. Bittere Kräuter für den schlanken Stoffwechsel verwenden wie Beifuß, Bockshornklee, Eberraute,
Estragon, Korianderblätter, Majoran, Oregano, Salbei. In
der Apotheke gibt es bittere Kräutertinkturen – ideale
Entgiftungspartner für die junge Leber.

Posca

Einen guten Tipp für ein langes Leben habe ich
vom Pfälzer »Essigdoktor« Georg-Heinrich Wiedemann
aus Venningen. Drei Fragen an ihn.

Früher war Essig Medizin?

Er war wichtig, um Kräuter zu extrahieren, man nahm ihn
zum Desinfizieren und er tötete Bakterien ab. Er war
ein Allheilmittel, vor allem für den Stoffwechsel und den
Darm. Man setzte ihn gegen Ruhr, Typhus, Cholera ein.
Im Grunde gibt es nichts Besseres für unsere Verdauung
als Essig. Mir läuft schon beim Reden über Essig das
Wasser im Mund zusammen.

Essig zügelt den Appetit?

Die Säure mindert vor allem die Lust auf Süßes. Studien
zeigen: Essig reguliert sogar den Insulinspiegel runter,
beugt Insulinresistenz und Diabetes vor. Das beste Arznei-
mittel der Welt ist nun mal ein gutes Lebensmittel.

Ideal ist ein Gläschen vor dem Essen?

Ja. Man nimmt ihn pur als Aperitif. Oder als Erfrischungs-
getränk, verlängert mit stillem Wasser im Verhältnis 1:4.
Und trinkt davon so viel wie zu Jesus' Zeiten: Da hat man
einen halben Liter Essigwasser namens Posca getrunken,
um keine Darmkrankheiten zu kriegen.

82 Lächeln

**Wahrlich der hübscheste
und der ansteckendste Jungbrunnen**

Lächeln Sie! Und dann spüren Sie mal in sich hinein, was Sie fühlen. Die antidepressive Aktivität des Corrugator-Muskels wurde übrigens schon 1981 im British Journal of Psychiatry beschrieben. Damals spritzte man Menschen noch kein Botox in die Gesichter, um über das Glätten der Sorgenfalten auf der Stirn die Depression zu lindern. Pures Lächeln macht fröhlich – das wissen die Psychologen schon lange. Und wenn's so nicht funktioniert, dann schiebt man sich mal kurz einen Bleistift zwischen die Zähne. Auch das aktiviert den Corrugator-Muskel. Na ja, ich mach' das nicht so gerne. Ich guck' lieber meinen Maxxl an. Da muss ich auch lächeln.

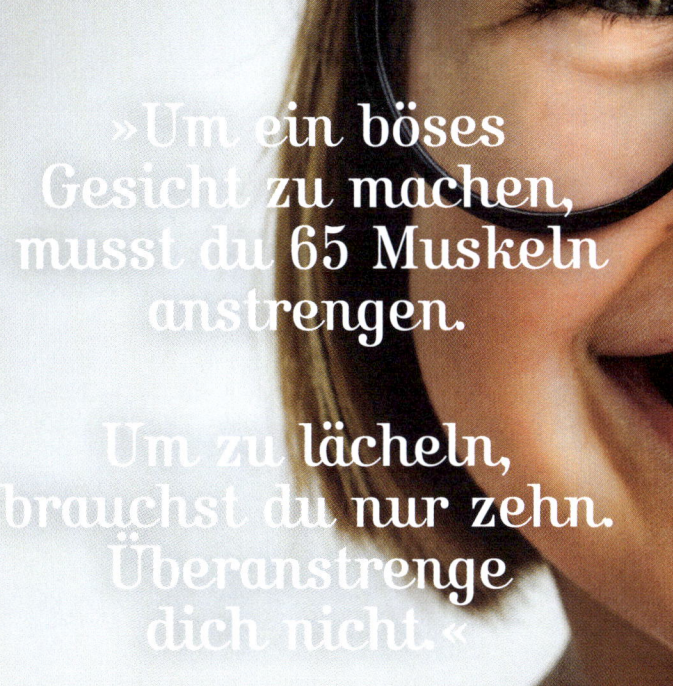

»Um ein böses
Gesicht zu machen,
musst du 65 Muskeln
anstrengen.

Um zu lächeln,
brauchst du nur zehn.
Überanstrenge
dich nicht.«

Cyril Northcote Parkinson,
britischer Historiker

83 Anglerlatein

**Zweimal die Woche Fisch essen,
denn Fischesser leben länger.**

Total im Trend sind jetzt gerade Fischkonserven. Fisch mag
ja nicht jeder. Ich war mal so ein jeder. Im Alter von vier
Jahren musste ich nämlich in Italien im Urlaub Haifisch
essen. Nur weil mein Vater, der auf so einem abenteuer-
lichen Kutter unterwegs war, ihn selbst gefangen hat. Und
weil er mich zwang, diesen Furcht einflößenden Stinker
zu essen, aß ich im folgenden Drittel meines Lebens keinen
Fisch mehr. Bis Wolf vor ein paar Jährchen meine erste
geräucherte Chiemsee-Forelle für mich filetierte. Und ich
dann im siebten Gourmethimmel schwebte. Herrlich.
Ich wusste ja nicht mal, dass es Fisch gibt, der nicht nach
Fisch schmeckt. Und davon gibt's viele.

Seither hat sich in meinem Leben etwas geändert: In
Minutenschnelle taucht die Dorade aus dem Chili-
Rosmarin-Olivenöl-Sud aus der Pfanne auf den Teller.
Völlig unkompliziert – und sooo köstlich. Zucchini-
Spaghetti gibt's mit Gambas, Knoblauch und Olivenöl.
Da rümpft nur die Fettzelle die Nase. Frischer Lachs
im Gemüsebett liefert auch noch Omega-3-Fettsäuren.
Fürs Gehirn, für die gute Laune, für mehr Schlankhor-
mone. Zwei Rollmöpse die Woche decken unseren gesam-
ten Omega-3-Bedarf. Ehrlich? Ja. Trotzdem haben die
beiden es noch nicht geschafft, mich zu überzeugen.
Fisch macht schlank. Warum ist das so? Ganz einfach:
Fisch liefert Eiweiß. Und wir bestehen aus Eiweiß. Damit
wir aus diesem Fischeiweiß Muskeln basteln oder Blut

oder Immunkörperchen oder eine neue Haut oder Nerven-
botenstoffe der guten Laune, schießt der Körper Energie
zu. Und dafür bedient er sich aus den Fettpölsterchen. Wir
essen also Fisch – und nehmen dabei ab. Ganz von selbst.
Zumindest wenn ihn ein Kapitän nicht vorher in so etwas
Unmögliches wie eine Panade packt.

Eiweiß, hieß es lange, wäre ungesund, mache dick. Wir
würden alle davon zu viel essen. Nun: Wenn man unter
Eiweiß Schweinebraten und Wurst versteht, dann schon.
Das ist kombiniert mit schlechtem Fett. Und das macht
uns dick. Aber: Eiweiß aus Fisch oder weißem Fleisch oder
Milchprodukten oder Hülsenfrüchten hält uns schlank.
Denn Eiweiß macht Muskeln und verbrennt so Fett. Enthält
eine Diät zu wenig Eiweiß, bauen wir Muskeln ab. Eiweiß macht außerdem satt und fehlt uns Eiweiß, signalisiert
unser Körper so lange Hunger, bis seine Eiweißspeicher
wieder gefüllt sind. Man isst dann mehr – das nennt man
Protein-Hebeleffekt.

Eiweiß lockt zusätzlich Schlankhormone, zum Beispiel das
Wachstumshormon, das über Nacht das Fett von der
Hüfte holt. Den aktivsten Jungbrunnen in unserem Körper!
Oder Noradrenalin, das Energie aus den Fettzellen
mobilisiert.

Aber nicht nur Eiweiß oder Omega-3-Fettsäuren verhelfen zur schlanken Linie. Einen Stoff, den uns Seefisch (zum Beispiel Meeräsche, Schellfisch, Seelachs, Scholle, Kabeljau, Rotbarsch und Makrele) liefert, brauchen vor allem wir aus dem Süden Deutschlands: Jod. Jodmangel macht müde, träge und dick. Jod ist das wichtigste Element unserer Energiezentrale, der Schilddrüse. Zu wenig Jod auf dem Teller heißt: Die Schilddrüse wächst. Man kriegt einen Kropf. Und der taucht im Süden häufig auf, weil wir zu wenig Fisch essen. Tja, außer es verschlägt uns an den Chiemsee … Viele leckere Fischrezepte finden Fischliebhaber in *Smart Aging*, erschienen im Christian Verlag.

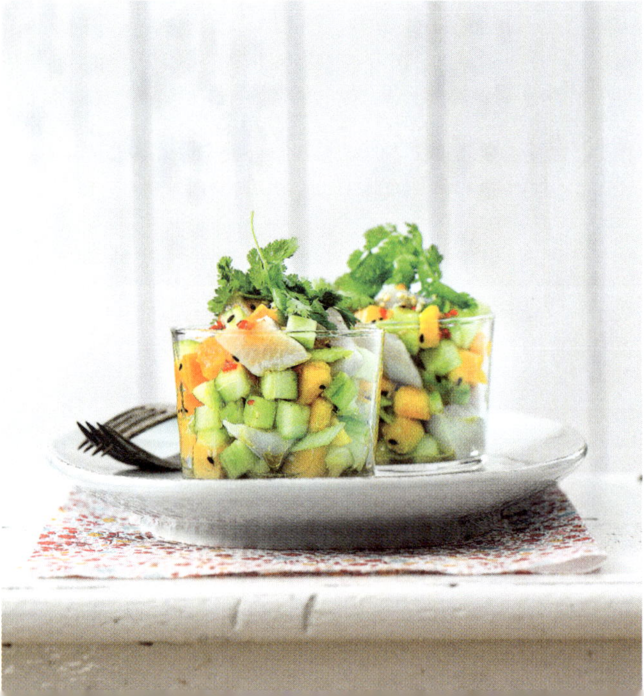

Mango-Matjes-Salat
Für 2 Personen – 15 Minuten

2 Matjes-Doppelfilets
$^{1}/_{2}$ Mango, geschält
1 kleine Salatgurke
2 Frühlingszwiebeln
1 TL geriebener Ingwer
1 rote Chilischote, klein gewürfelt
2 EL Bio-Tamari (glutenfreie Soja-Sauce)
2 EL Olivenöl
je 1 TL heller und schwarzer Sesamsamen
frisch gemahlener schwarzer Pfeffer
$^{1}/_{2}$ Bund Koriander, gehackt

1. Die Matjes-Filets abbrausen, trocken tupfen und in Stücke schneiden. Die Mango würfeln. Die Gurke waschen, schälen und würfeln. Die Frühlingszwiebeln waschen, putzen und in Ringe schneiden.

2. Den Ingwer mit Chili, Sojasauce, Olivenöl, Sesam und Frühlingszwiebeln in einer Schüssel mischen. Matjes, Mango und Gurke abwechselnd in zwei Gläser schichten. Die Schichten mit der Marinade beträufeln und mit Pfeffer würzen. Zuletzt mit frisch gehacktem Koriander bestreuen.

84 Morgentau-Barfußlauf

Altern war mal! Wer jeden Morgen schnell wach und auch gleich noch ein Stückchen jünger werden will, läuft ein bisschen barfuß über den Morgentau.

Schuhe aus heißt: 30 000 Nervenenden, 26 Fußknochen, 33 Gelenke, 20 Muskeln und 114 Bänder aus den toten, steifen Tierhäuten zu befreien. Morgens über den Morgentau laufen oder über Waldboden und Kieswege. Nicht wundern, wenn sich der Nacken entspannt, das Bauchweh verschwindet, Fröhlichkeit hochsteigt, die Energie wächst. Auf den Fußsohlen liegt eine Landkarte unserer Organe. Jedes Organ hat seine eigene Zone, und wenn man sie massiert, belebt man die Zonen und normalisiert und stärkt die Organfunktionen – und entspannt den Menschen, verjüngt ihn von Fuß bis Kopf. Dieses Denken, dass man beispielsweise eben über die Füße auch die Seele behandeln kann, nennt man ganzheitlich.

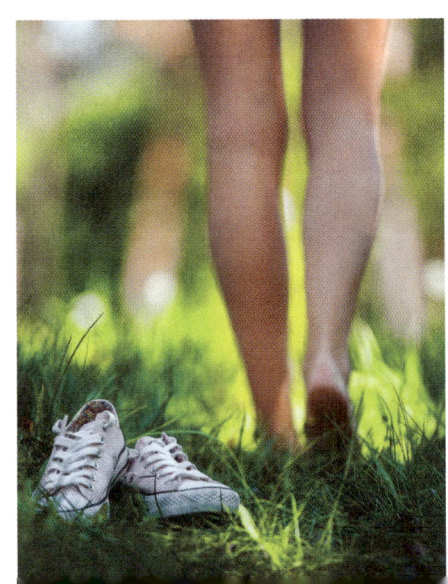

Zehenspitzenwippen

Lymphe, das klingt wie ein Märchenwesen, das durch den Körper huscht und ihn von Bösem befreit und ewige Jugend schenkt. Das tut sie auch.

Die Lymphe umfließt die Zellen, nimmt Krankheitserreger, Eiweiße, überschüssiges, aufquellendes Gewebewasser, Gifte, Stoffwechselabfälle mit und entsorgt sie. In Viel-Ess-und-Stress-Zeiten sollte man sie öfter mal zum Fließen bringen. Jeden Tag rinnen etwa zwei Liter Lymphe durch das Lymphsystem. Leider fehlt dem Lymphsystem eine Pumpe wie das Herz. Deswegen muss man sich bewegen, um den Fluss der Lymphe anzuregen. Sport spült die Gifte und Abfallstoffe aus dem Körper, regt das Immunsystem an. Denn die Muskeln drücken auf die Lymphgefäße, treiben die Lymphe vorwärts. Wie das am besten geht? Mit dem Minitrampolin. Fünf Minuten täglich reichen, um die Fee auf Trab zu bringen, die die Gifte aus dem Körper zaubert.

Sie haben (noch) kein Trampolin? Dann schwingen Sie mit dieser kleinen Übung doch mal den Zauberstab: An der Stuhllehne festhalten, fünf Sekunden lang auf die Zehenspitzen stellen, dann fünf Sekunden lang auf die Fersen zurückwippen. Je 30-mal Zehenstand und Wippen. Das regt den Lymphfluss an, entwässert die Beine – besser als manches Medikament.

86 Schokobohnen

Mit dunkler Schoko überzogene Espressobohnen wecken und versorgen mit Bitterstoffen – und glätten auch noch Falten.

Ideale Hallo-Wachs! Eine geniale Verbindung: Kakao versorgt mit chemischem Glück (Phenylethylamin), Wachmachern (Theobromin) und Appetitzüglern (Bitterstoffe). Er liefert 30-mal mehr Antioxidantien als grüner Tee.

Kaffee regt den Kreislauf an, fördert die Konzentration, trainiert den Herzmuskel, regt die Fettverbrennung an und senkt das Risiko, an Diabetes Typ 2 zu erkranken. Kaffee hält den Serotoninspiegel hoch.

Schokobohnen
Ergibt 50 Schokobohnen – 20 Minuten

150 g Bitterschokolade (mind. 75 % Kakaoanteil)
50 ganze Espressobohnen

1. Die Bitterschokolade in Stücke brechen und über dem Wasserbad bei niedriger Temperatur schmelzen. Etwas auskühlen lassen.

2. Die Espressobohnen unterrühren. Mit einem Teelöffel je eine Espressobohne aus der Schokolade fischen und auf eine mit Backpapier ausgelegte Arbeitsplatte setzen. Vollständig erkalten lassen, bis die Schokolade fest geworden ist.

Kaffeeklatsch

Nix für alte Tanten.
Nur für die ewigen Jungspunde unter uns.

Ratschen und mit Freunden plaudern – das tut der Seele gut. Von Alltagssorgen bis zu lustigen Begebenheiten kommt alles auf den Tisch. Das befreit, sorgt für Glücksmomente. Vielleicht sogar für ein paar Lacher, die die guten Botenstoffe ans Gehirn senden.

Die Gesellschaft netter Menschen hält uns nachweislich jung, dazu gibt es zahlreiche Studien. Nicht nur unsere Psyche, auch unsere gesamte Gesundheit profitiert davon. Unsere Immunabwehr zum Beispiel. Und sie wirkt sogar besser als eine Ernährungsumstellung. Gefühle wie Neid, Missgunst oder Hass wirken dagegen wie eine bittere Pille, die uns frühzeitig altern lässt, krank macht. Also: soziale Kontakte pflegen! Sofort! Wenn's mit der Kaffeerunde grad nicht klappt, dann zum Telefon greifen, eine echte Stimme hören anstatt den Facebook-Chat zu starten.

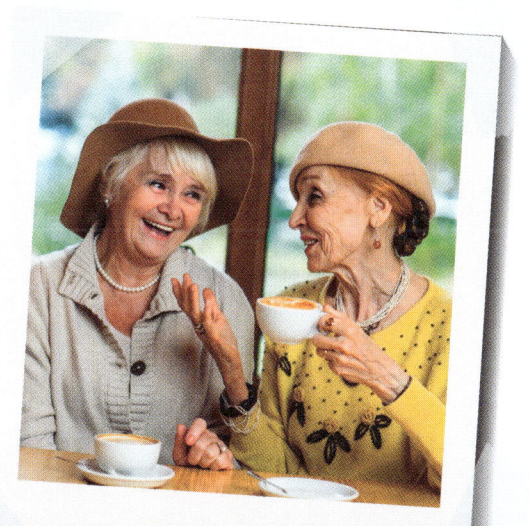

88 Minitrampolin

**Dieses kleine Sportgerät ist meine große Liebe.
Weil es so gescheit ist.**

Bewegung putzt die Gefäße und regt den Stoffwechsel
an, senkt das Risiko für Diabetes, Herzinfarkt und sogar
Krebs, kann Depressionen lindern, Schmerzen unter-
drücken. Durch ausdauernde Bewegung verschwindet
Arterienverkalkung und es bilden sich natürliche Bypässe
im Herzen. Klar ist, dass Bewegung die geistige Leistung
verbessert, Demenz vorbeugt – und neue Gehirnzellen
wachsen lässt. Im Mäuseversuch heilt das Laufrad sogar
Schäden im Gehirn. Laufend schüttet man den Wachs-
tumsfaktor VEGF (Vascular Endothelial Growth Factor)
aus, der den Hirnstoffwechsel positiv beeinflusst. Wer
jung bleiben möchte, sollte sich täglich 30 Minuten aus-
dauernd bewegen. Das steht in unseren Genen. Man
kann dauerlaufen, radeln, walken, tanzen, minitrampoli-
nieren. Das ist sowieso das alleridealste, weil wetter-
unabhängig. Und weil das Training auf der Sprungmatte
so effektiv ist, reichen auch 20 Minuten. Ich nutze das
Minitrampolin, um Fettzellen zu ärgern, um die Hirnzellen
zu erfreuen, den Körper zu straffen und die Muskeln
zu trainieren. Das Überwinden der Gravitationskräfte trainiert jeden einzelnen Muskel von Fuß bis Kopf.

Übrigens: Das Trampolin ist noch aus einem weiteren
Grund ein Jungbrunnen: Drei Minuten Wippen auf dem
Trampolin entgiftet den ganzen Körper über die Lymphe
(siehe auch Seite 157) – und entstresst.

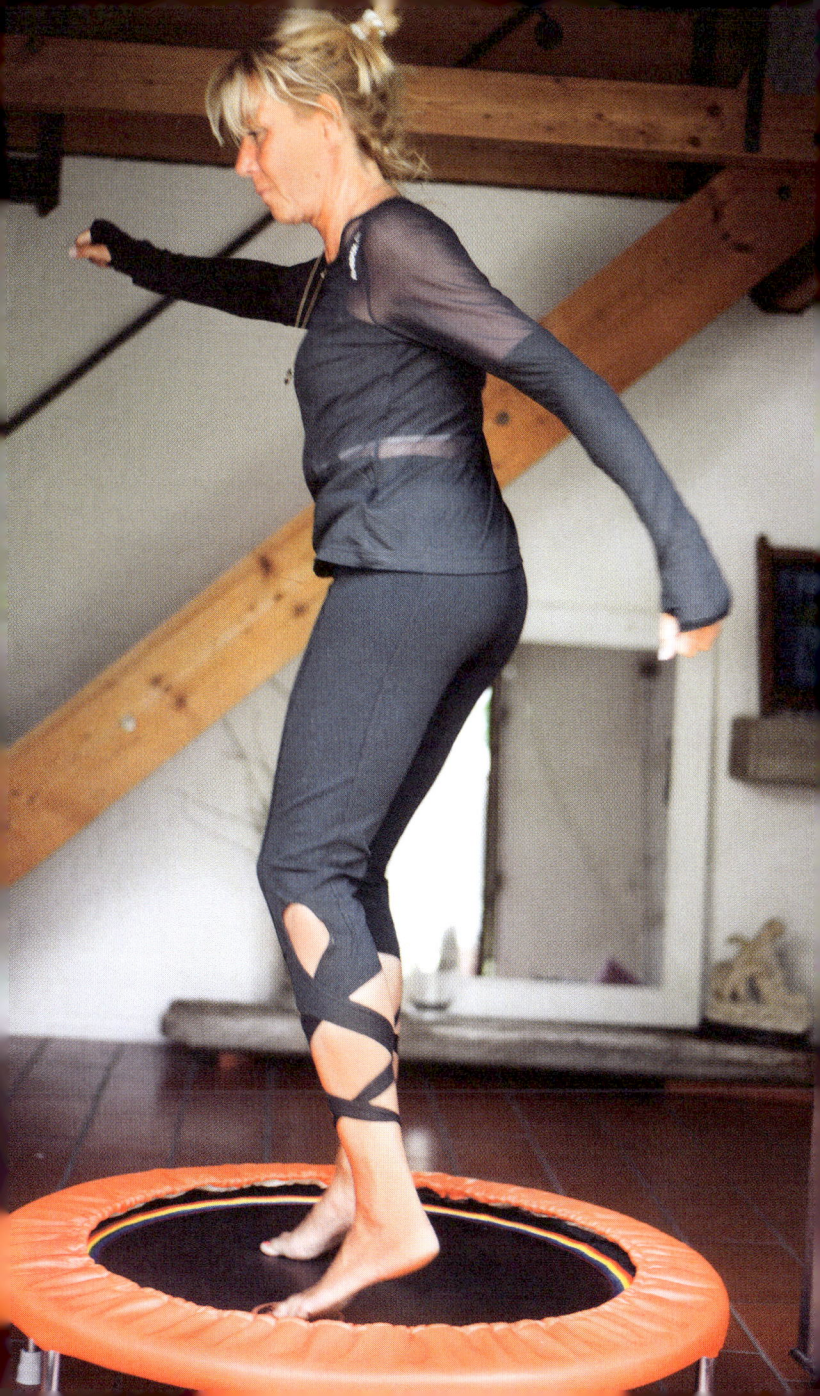

Smoothies mixen

Vor 15 Jahren gab's den Begriff Smoothie noch nicht. Da nannte ich den Drink aus Beeren, Grapefruit, Leinöl und Joghurt Fatburner-Cocktail. So durfte er Karriere machen. Er wirbelt seither fröhlich durch Millionen von Mixern. Und ließ Billionen von Fettzellen vor Schreck schrumpfen.

Ein Smoothie morgens – egal ob weiß, grün, schwarz – verändert das ganze Leben. Man spürt nämlich gleich die Zufriedenheit. Weil alles drin ist, was der Körper braucht – Früchte, grüne Blätter, Öl, Nüsse, Samen … –, fühlt man sich wirklich zufrieden. Man bleibt auch weiter im Fett-verbrennungsmodus, das tut man mit dem typischen Marmeladenbrot oder Müsli nicht, weil der Smoothie wenig Kohlenhydrate enthält und nach zwei Stunden so nicht der Heißhunger anklopft.

Und weil man morgens schon was Gesundes getan hat, gespürt hat, wie gut einem das tut, wird man mittags nicht Nudeln mit Speck, Wurstsemmeln oder Salamipizza an seine 70 Billionen zufriedenen Zellen lassen.

Man braucht nur einen ziemlich guten Mixer, der die Zellen von Obst und Gemüse aufschließt – und auch die Anti-Aging-Medizin aus den Kernen mitverarbeitet.

Black Smoothie

Für 2 Gläser à 250 ml – 10 Minuten

200 g Blaubeeren
(frisch oder
tiefgekühlt und
aufgetaut)
1 säuerlicher Apfel
100 g Brokkoli
1 Handvoll Babyspinat

2 TL Fenchelsamen
10 Mandelkerne
2 gehäufte TL Aktivkohle-
pulver (etwa Kaffeekohle
aus der Apotheke)
200 ml Kokoswasser

1. Die frischen Beeren abbrausen und abtropfen lassen.
Den Apfel waschen, vierteln und entkernen. Brokkoli
waschen, in Stücke schneiden. Spinat abbrausen und
abtropfen lassen.

2. Alle Zutaten in einen Standmixer geben, erst auf
niedriger Stufe 1 Minute mischen, dann auf hoher Stufe
1–2 Minuten zu einem cremigen Smoothie mixen.

Pro Glas 5g EW, 5 g F, 26 g KH

White Smoothie

Für 2 Gläser à 150 ml – 10 Minuten + 12 Stunden einweichen

5 Erdmandeln
5 Aprikosenkerne
1 Apfel
2 frische Bio-Eier

Saft von 1 Limette
3 EL Bio-Kokosöl
(Rohkostqualität)
2 TL Kokosblütenzucker

1. Die Erdmandeln und Aprikosenkerne über Nacht einweichen. Den Apfel waschen, vierteln und entkernen.

2. Alle Zutaten in einen Standmixer geben, erst auf niedriger Stufe 1 Minute mischen, dann auf hoher Stufe 1–2 Minuten zu einem cremigen Smoothie mixen.

Pro Glas 1 g EW, 15 g F, 9 g KH

Green Smoothie
Für 2 Gläser à 300 ml – 10 Minuten

120 g Grünkohl oder Schwarzkohl
je 3 Stängel Minze und Petersilie
1 Birne
1 TL Matcha-Tee-Pulver
Saft von 1 Zitrone
1 Prise Meersalz

1. Den Kohl putzen, waschen und in grobe Stücke teilen. Kräuter abbrausen und trocken schütteln. Birne waschen, halbieren, mit Kernen würfeln.

2. Alle Zutaten mit dem Matcha-Tee-Pulver, Zitronensaft, einer Prise Salz und 375 ml kaltem Wasser im Standmixer auf niedriger Stufe 1 Minute mischen, dann auf hoher Stufe 1–2 Minuten zu einem cremigen Smoothie mixen.

Pro Glas 3 g EW, 0,5 g F, 2 g KH

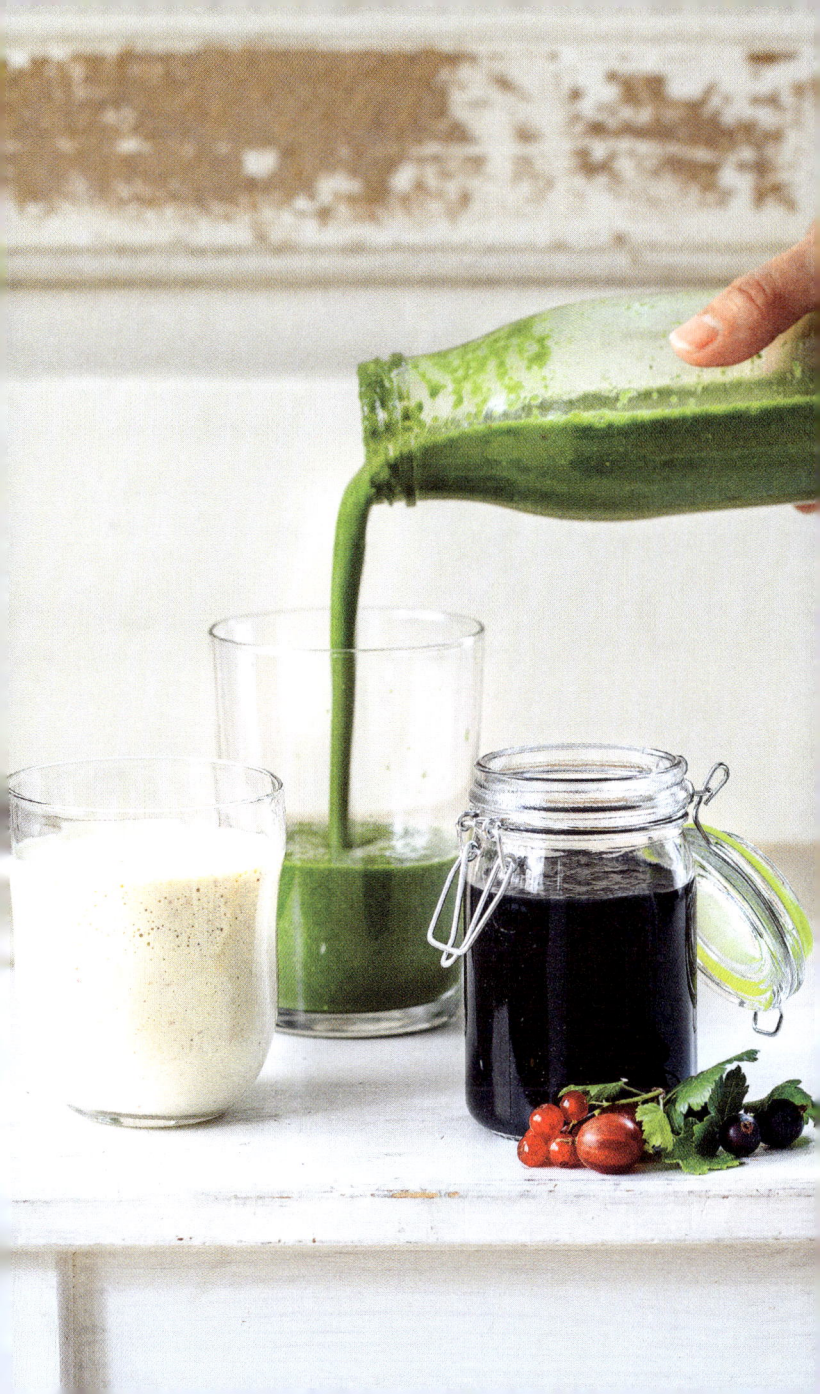

90 Vergiftmeinnicht

Tausende Pestizide werden weltweit eingesetzt. Der beste Schutzschild: Gemüse aus der Region und der Saison kaufen.

Was unter optimalen Bedingungen wächst, braucht keine Pflanzenschutzmittel. Was nicht lange transportiert werden muss, braucht keinen chemischen Schutz. So sind Früherdbeeren mit mehr Pestiziden belastet als unsere heimischen ab Juni. Unbehandelt heißt nicht schadstoff-frei! Das garantiert nur Bio. Zitrusfrüchte sonst lieber schälen, Gemüse und Obst gut waschen – unter fließendem Wasser. Dann mit Mikrofasertuch oder Gemüsebürste ab-reiben. Nach dem Schälen von Bananen, Mangos, Orangen & Co. immer die Hände waschen, damit die Chemie von der Schale nicht doch noch in den Mund wandert.

Supergut aufgehoben ist, wer den Selbstversorgern ins Netz geht: Im Forum für Selbstversorgung findet man Rat – vom Kräuter-Husten-Rezept bis zum richtigen Boden im Hühnerstall. Daneben gibt es viele Tipps, Tricks und Rezepte für den grünen Alltag: Geröstete Brennnessel-samen schmecken lecker im Müsli, Wacholderbeeren hel-fen gegen Migräne etc. Einfach mal durchklicken. Span-nend wie das Leben von Robinson Crusoe: www.selbstvers.org

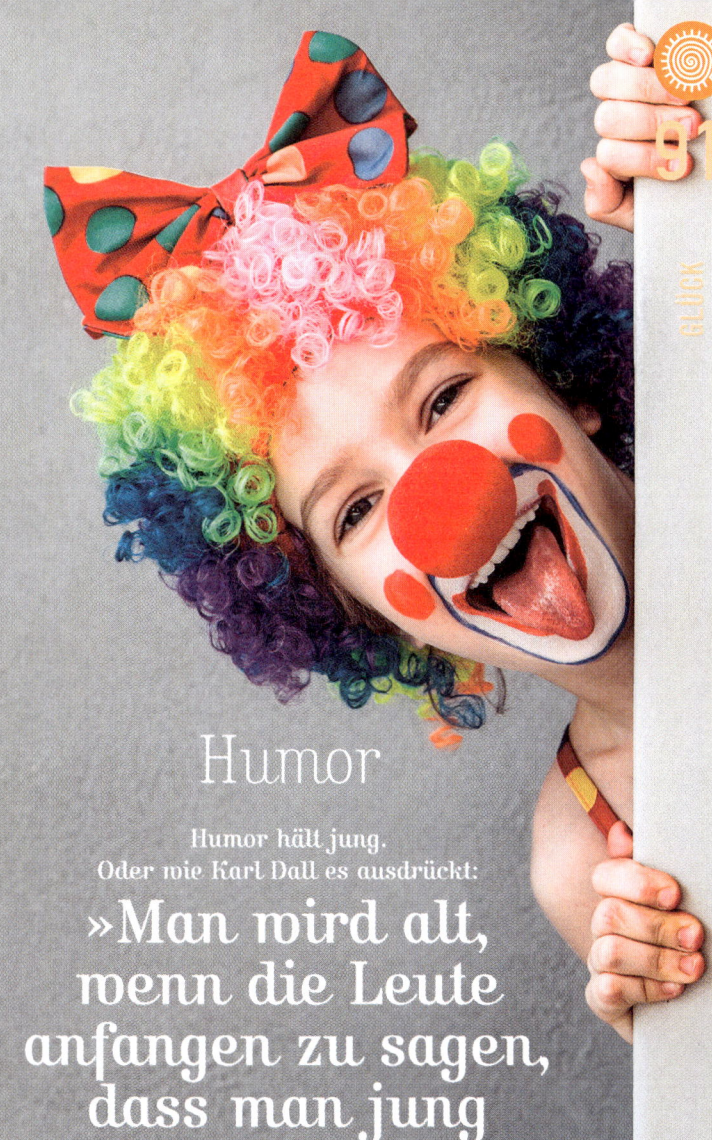

Humor

Humor hält jung.
Oder wie Karl Dall es ausdrückt:

»Man wird alt, wenn die Leute anfangen zu sagen, dass man jung aussieht.«

92 Tellerchen Olivenöl

Bei mir zu Hause steht immer ein großer Kanister goldene Medizin, die auch noch schlank macht – ganz nebenbei.

F-E-T-T. Mir fällt dazu goldenes Olivenöl ein – auf ein Stück Brot geträufelt unter Tomaten. Oder in Spaghetti aglio e olio oder in Antipasti oder einfach so auf einem Tellerchen. Olivenöl ist das Elixier für den Gaumen, das Herz, die gute Laune und die schlanke Linie. Der Olivenbaum begleitet und nährt den Menschen schon seit der Steinzeit. Heute greifen Starköche zur Flasche und Ärzte setzen sie aufs Rezept. Denn man weiß: Mittelmeeranrainer, die traditionell viel Olivenöl in der Küche verwenden, haben die gesündesten Herzen. Und auch zahllose Studien bestätigen: Olivenöl schützt das Herz und beugt Krebs vor, hält jung und schlank. Nicht nur seine Fettsäuren wirken. Sogar seine Aromen. Sie locken die Ich-bin-satt-Hormone, sodass man weniger isst.

Olivenölaromen können übrigens mit dem Bouquet von Wein mithalten. Jeder Jahrgang kann anders aussehen und schmecken: Vor mir steht ein Tellerchen mit Olivenöl (extra vergine), hellsmaragdgrün. Es schmeckt fruchtig, intensiv nach Oliven. Einfach als Vorspeise reichen, mit einem Stückchen frischem Brot dazu. Herrlich! Für Abwechslung sorgen folgende Gesund-Öle: Hanf-, Leinsamen-, Walnuss-, Arganöl.

Hara Hachi Bu

Oder warum Suppen das Leben verlängern.

Nirgendwo auf der Erde gibt es so viele Hundertjährige wie auf der japanischen Pazifikinsel Okinawa. Man nennt sie in der Landessprache Pin pin, weil sie so gesund und fit sind, dass sie wie Gummibälle springen können. Die magische Zauberkraft der jungen Alten finden wir in der Miso-Suppe (siehe Seite 174) – mit Zutaten wie Algen, Rettich, Koriander, Miso –, die man gerne mit Freunden genießt. Weil die Pflege der Freundschaft auch ein lebensverlängernder Okinawa-Trick ist.

Die Alten Okinawas halten sich übrigens auch an eine der wichtigsten Regeln für ein langes Leben: Hara Hachi Bu – fülle den Magen nur zu 80 Prozent. So sparen sie Tag für Tag rund 400 lebensverlängernde Kalorien ein. Klar: Nichts füllt den Magen besser als Suppe. Die verhilft dazu, mit einem vollen Bauch die Hara-Hachi-Bu-Regel einzuhalten.

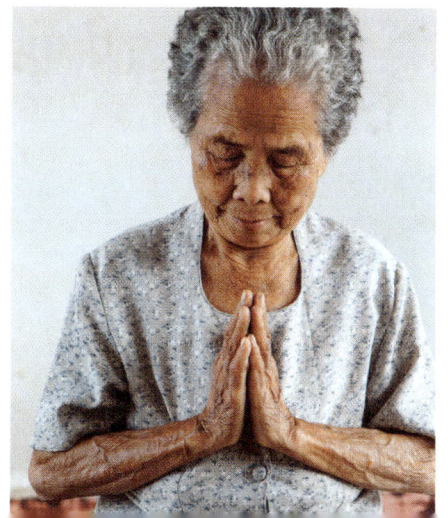

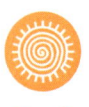

94 Baum pflanzen

**Gartenarbeit – und wenn sie auch nur
auf Balkonien stattfindet – hält gesund und jung.**

Wir wissen heute: Allein schon Gänseblümchen und Farn
anzuschauen, wirkt entspannend, senkt den Blutdruck
und lindert Schmerzen. Das Hegen und Pflegen, das Gucken
und Schnuppern und sich dabei immer mal wieder die
Hände ein bisschen dreckig machen, ist eine Arbeit für
alle Sinne und wirkt auch auf allen Ebenen. Das ist wissen-
schaftlich bewiesen.

Vor ein paar Jahren fand man an der Universität Bristol
in England heraus, dass bestimmte, sich in der Erde befind-
liche Bakterien echte Gute-Laune-Stoffe enthalten,
die genauso gut wirken wie Antidepressiva. Ein Turbo für
die Serotoninproduktion also. Internationale Studien
belegen außerdem: Gartenarbeit ist gut für Herz und
Kreislauf, für das Immunsystem, sie schützt vor Diabetes,
schult die Feinmotorik und hält die Knochen stark.
Ganz nebenbei verbringt man auch noch Zeit an der frischen Luft, erhascht den einen oder anderen Sonnenstrahl.
Tankt ein Plus an Sauerstoff und Vitamin D und damit
echte Naturarznei.

Ein chinesisches Sprichwort besagt:

>»Willst du eine Stunde glücklich sein, dann betrinke dich.
>Willst du ein Jahr glücklich sein, dann heirate.
>Willst du ein ganzes Leben glücklich sein,
>dann kaufe dir einen Garten!«

Aber leg' Fido an die Leine!

Exkurs: Fido gärtnert

Frühling. Überall stupsen gelbe, blaue, violette, weiße
Blüten aus dem Rasen. Fido gräbt. Fido ist ein halber
Schlittenhund und die haben Grab-Gene. Sie graben sich
abends in Lappland oder in Alaska eine wärmende
Kuhle im Schnee. In der übernachten sie, um am nächsten
Tag ausgeruht wieder den Hundeschlitten zu ziehen.
Die an Fido weitergereichten Gene unterscheiden nicht
zwischen Schnee und Rasen. Nicht zwischen Rasen
und Beet. Nicht zwischen Beet und Blumentopf. Und nicht
zwischen Morgen und Abend.

Fido gräbt in München, unabhängig vom Sonnenstand.
860 Quadratmeter Garten verwandelt er binnen drei
Tagen in eine braune Hügellandschaft, bunt betupft mit
ausgerissenen Blüten.

Um 14 Uhr klingelt es. Ein grüner Riese steht vor der Tür.
»Ich wollte eigentlich zu Ihrem Nachbarn, dann hab ich
Ihren Garten gesehen. Sieht aus, als könnten Sie Erde und
Dünger gebrauchen.« Ich wollte erst keine Erde. Dann
überzeugte er mich, drei Säcke zu nehmen. Fünf Minuten
später fünf: »Bei fünf gibt's noch einen gratis drauf.«
Schließlich schleppt der grüne Riese acht Säcke in den
Garten. Noch zwei extra für die drei Rhododendren. Und
für 17 Euro Dünger für die drei Rhododendren: »Davon
geben Sie auf jeden eine kleine Handvoll. Meine Hand ist
nicht das richtige Maß. Eine kleine!«, sagt der Riese. »Und
was mache ich mit dem Rest?«, frag' ich noch mit dem
Blick auf den Riesensack. »Och, hält sich bis nächstes Jahr.«
102 Euro. Eigentlich wollte ich ja gar keine Erde und
keinen Dünger. Ob man das von der Steuer absetzen kann?

95 Grünes Gehirnforschermüsli

Jeden Morgen stand meine Oma wartend am Tor, der Wind zerzauste ihr die Haare, und gab mir mein Pausenbrot mit auf den Schulweg: Nüsse, Äpfel, Fruchtschnitten – sie nannte es Gehirnnahrung.

Viele Jahre später fragte ich einen Gehirnforscher von Weltruf, Prof. Konrad Beyreuther von der Uni Heidelberg, wie er denn frühstückt. Auch Molekularbiologen brauchen ein junges Hirn. Die Antwort: Müsli aus Haferflocken plus Kürbiskernen, Leinsamen, Sonnenblumenkernen, Beeren – und einer weiteren grünen Frucht, die ihm leider gerade nicht einfiel. Gehirnforscher sind auch nur Menschen … Dazu trinke er grünen Tee.

Merke: Gehirnforscher-Müsli enthält Omega-3s aus Kernen und Samen, Polyphenole aus Beeren. Keinen Zucker oder Weizen, sondern Hafer und Süßgräser wie Buchweizen.

Wer seine Gehirnleistung um 100 Prozent verbessern will, …

… verzehrt zweimal pro Woche fetten Seefisch. Omega-3-Fettsäuren hemmen Entzündungsprozesse im Gehirn, sorgen für eine optimale Gehirnfunktion und beeinflussen die Regeneration von Nervenzellen positiv. Machen gute Laune.
… isst 20 Gramm Nüsse pro Tag. Sie enthalten mehrfach ungesättigte Fettsäuren und Vitamin E. Der hohe Vitamin-

B-Gehalt verhilft zum Ruf als Nervennahrung. Nüsse steigern die Konzentration und Lernfähigkeit, unterstützen Nervenfunktion und Gedächtnis.

… trinkt zwei bis drei Tassen Kaffee: Vernünftige Mengen wirken kreislaufanregend und konzentrationsfördernd. Das Koffein-Abbauprodukt 8-Oxocoffein fängt freie Radikale, die enthaltene Kaffeesäure aus der Familie der Phenolsäuren beugt Krebs vor.

… trinkt grünen Tee. Seine Inhaltsstoffe hemmen spezielle Enzyme im Gehirn, die den Botenstoff Acetylcholin zerstören. Fördert Konzentration, beugt Alzheimer vor.

… genießt hin und wieder ein Stückchen Bitterschokolade. Kakao lockt das Glückshormon Serotonin, den Botenstoff für seelische Ausgeglichenheit und fürs Wohlfühlen.

… braucht täglich einen Teelöffel Leinöl. Im Smoothie oder Quark. Liefert die wertvollen Omega-3-Fettsäuren. Daraus bastelt der Körper wichtige Docosahexaensäure für gute Laune und junge Zellen und gewährleistet den Abtransport von Cholesterin aus dem Gehirn. Beugt Demenz vor.

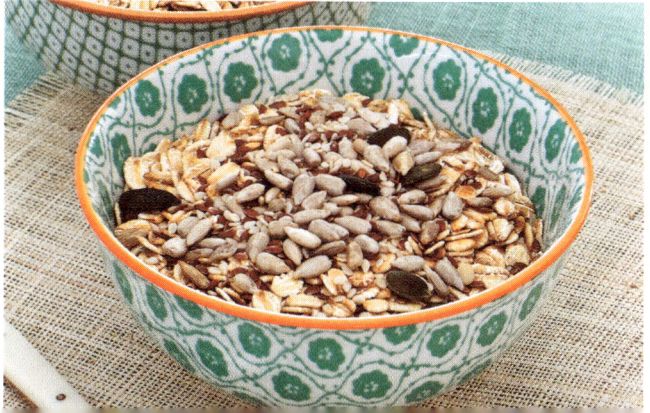

96 Miso-Suppe

Anti-Aging auf Japanisch, Doping fürs Mikrobiom:
Miso-Suppe mit Koriander, Rettich, Tofu.

Für 2 Personen – 20 Minuten

2 TL getrocknete Algen (Wakame)
600 ml Gemüsebrühe
100 g weißer Rettich
100 g Tofu
2 Frühlingszwiebeln
$1/2$ Bund Koriander
etwa 1 EL Bio-Miso (aus dem Bioladen oder Reformhaus)

1. Die Algen 10 Minuten in 100 ml kalter Gemüsebrühe
einweichen. Den Rettich waschen, schälen und in kleine
Würfel schneiden. Den Tofu würfeln. Die Frühlings-
zwiebeln putzen, waschen und in feine Ringe schneiden.
Den Koriander abbrausen, trocken schütteln und die
Blättchen abzupfen.

2. Die restliche Gemüsebrühe in einem Topf aufkochen.
Rettich zugeben und 2–3 Minuten in der Brühe garen.
Tofu und Frühlingszwiebeln zugeben und darin erwärmen.
Miso in etwas heißer Brühe auflösen. Nach und nach
zur Suppe geben, bis die gewünschte Würze erreicht ist.

3. Nun die Brühe nicht mehr kochen lassen. Die Algen
samt Flüssigkeit zugeben, unterrühren und 1 Minute ziehen
lassen. Die Suppe mit dem Koriander bestreut servieren.

Pro Portion 9 g EW, 3 g F, 6 g KH

Und noch ein Tipp: Die Bittergurke Goya (auch Bitter-
melone genannt) hält satt und schlank. Die Gurke gibt
es hierzulande leider nicht. Aber: Charantia-Tee. Der Tee
aus der Bittergurke Goya harmonisiert den Stoffwechsel,
senkt den Blutzucker, reguliert die Blutfette, reinigt das
Blut, stärkt das Immunsystem und fördert die Durchblutung.
Empfohlene Menge: 2–4 Tassen pro Tag (gibt's im Reformhaus oder in der Apotheke).

ERNÄHRUNG

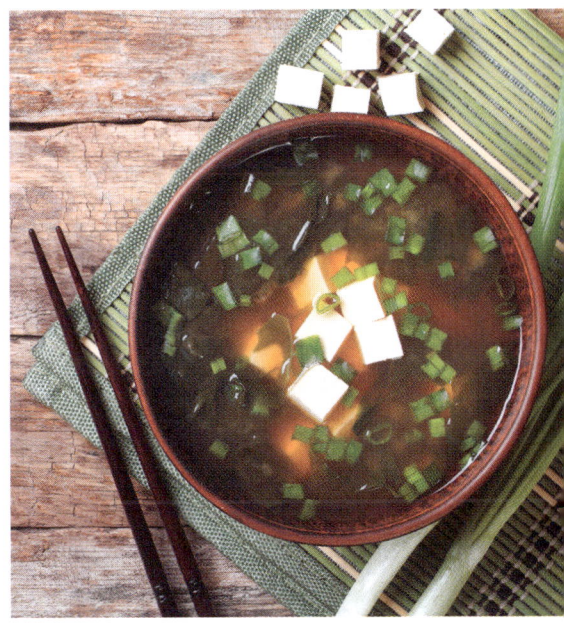

Anti-Aging-Gewürze

**Schon seit der Antike konserviert sie
der Homo sapiens als leckere Arznei.**

Kurkuma entgiftet, Zimt senkt den Insulinspiegel,
Knoblauch senkt den Blutdruck, Ingwer hemmt Entzün-
dungen und entgiftet, Chili fördert die Fettverbrennung,
Wacholder hemmt Entzündungen und unterstützt Leber,
Darm und Magen, Meerrettich stärkt das Immunsystem,
Kümmel entbläht und entgiftet, reguliert den Blutzucker,
Oregano hemmt Entzündungen, Gewürznelken stärken
das Gehirn (Eugenol), sorgen für eine gesunde Mundflora,
Muskatnuss stärkt die Nerven und das Gehirn, hellt die
Stimmung auf, Pfeffer kräftigt das Immunsystem …
Eine Liste mit Kräutern, die man sich in der Smart-Aging-
Küche halten sollte, steht rechts.

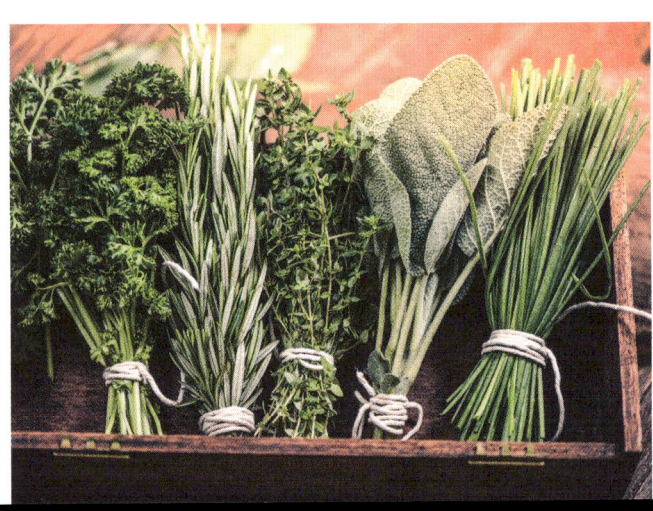

ERNÄHRUNG

Zwölfmal Kräuter-Zauber

Diese Kräuter sollte man frisch zu Hause haben –
oder mit Liebe verschenken

- **Basilikumblätter** auf dem Schreibtisch stärken
  frisch vom Töpfchen gepflückt die Nerven.
- **Koriander** im Pesto (täglich ein Löffel; siehe auch Seite
  52) regt unsere Entgiftungsorgane Leber und Nieren an.
- **Zitronenmelisse** im Smoothie steigert
  die Konzentration und macht gute Laune.
- **Minze** in der »Marionade« (Wasser mit Zitrone)
  schenkt souveräne Gelassenheit.
- **Estragon, Oregano und Rosmarin** im Kräutersträußchen
  stärken die Nerven, detoxen und wirken wie ein Anti-
  depressivum.
- **Salbei** auf dem Grillgut hilft der Leber beim Entgiften.
  Und fördert die Fettverdauung.
- **Schnittlauch** auf dem Eiweißbrot entwässert und des-
  infiziert den Körper von innen.
- **Kerbel** im Kräutersirup weckt frühjahrsmüde Menschen.
- **Lavendel** im Säckchen gehört unters Kopfkissen.
  Beruhigt und lässt gut schlafen.
- **Petersilie** aus der Hand in den Mund ist ein Turbolader
  für den Stoffwechsel. Und beugt außerdem Krebs vor.

98 Thymusdrüse klopfen

Jung bleibt, wer das Gehirn der Abwehr trainiert.

Die Thymusdrüse sitzt hinter dem Brustbein und produziert Hormone, die Immunzellen in den Lymphknoten reifen lassen. Sie ist das Gehirn der Abwehr. Die Abwehrkörper lernen hier zwischen körpereigenen und körperfremden Stoffen zu unterscheiden. Bis zur Pubertät ist die Thymusdrüse besonders aktiv, dann bildet sie sich im Laufe des Lebens zurück. Kinesiologen empfehlen: Zweimal täglich ein paar Sekunden in die Mitte auf das Brustbein klopfen, um die Thymusdrüse aktiv zu halten.

Hocker

Ja, ein Hocker kann einen wahrlich jeden Morgen erfreuen und dann auch noch Lebenszeit schenken! Darum schließen wir damit ab.

Kein Wunder, dass dieses herrliche Werk über unser unterschätztes Organ ewig auf der Spiegel-Bestsellerliste thront: *Darm mit Charme* von Giulia Enders. Apropos thronen. Das ist, so die witzige junge Medizinerin, der Grund, warum wir uns einige Probleme einhandeln. »Hämorrhoiden, Darmkrankheiten wie Divertikulitis oder auch Verstopfung gibt es fast nur in Ländern, in denen man beim Stuhlgang auf eine Art Stuhl geht […] Mediziner gehen davon aus, dass häufiges Pressen auf dem Klo das Risiko für Krampfadern, Schlaganfälle oder auch Stuhlgangsohnmacht deutlich erhöht.« Außerdem stiehlt uns der Keramikthron Unmengen von Zeit. In der Hocke flutscht das Geschäft nämlich in 50 Sekunden und sitzend dauert es im Schnitt fast dreimal so lange.

Was tun? Kloschüsseln beseitigen und uns künftig über das Loch hocken? Oder mit wackeligen Beinen auf die Kloschüssel stellen? Nun, Gesundheitsrezepte müssen einfach sein. Darum finde ich dieses Buch auch so sensationell, weil es Neues aus der Wissenschaft in Alltagstauglichkeit umsetzt. Giulia Enders empfiehlt: »Man kann auch im Sitzen hocken.« Und sie liefert gleich die Anleitung dazu: »Der Oberkörper wird leicht nach vorne gebeugt und die Füße werden auf einen kleinen Hocker gestellt – et voilà: alles im richtigen Winkel.« Vor meinem Thron steht nun ein Hocker. Der schenkt mir wertvolle Lebenszeit.
Jeden Morgen – und hinten dran dann auch noch.

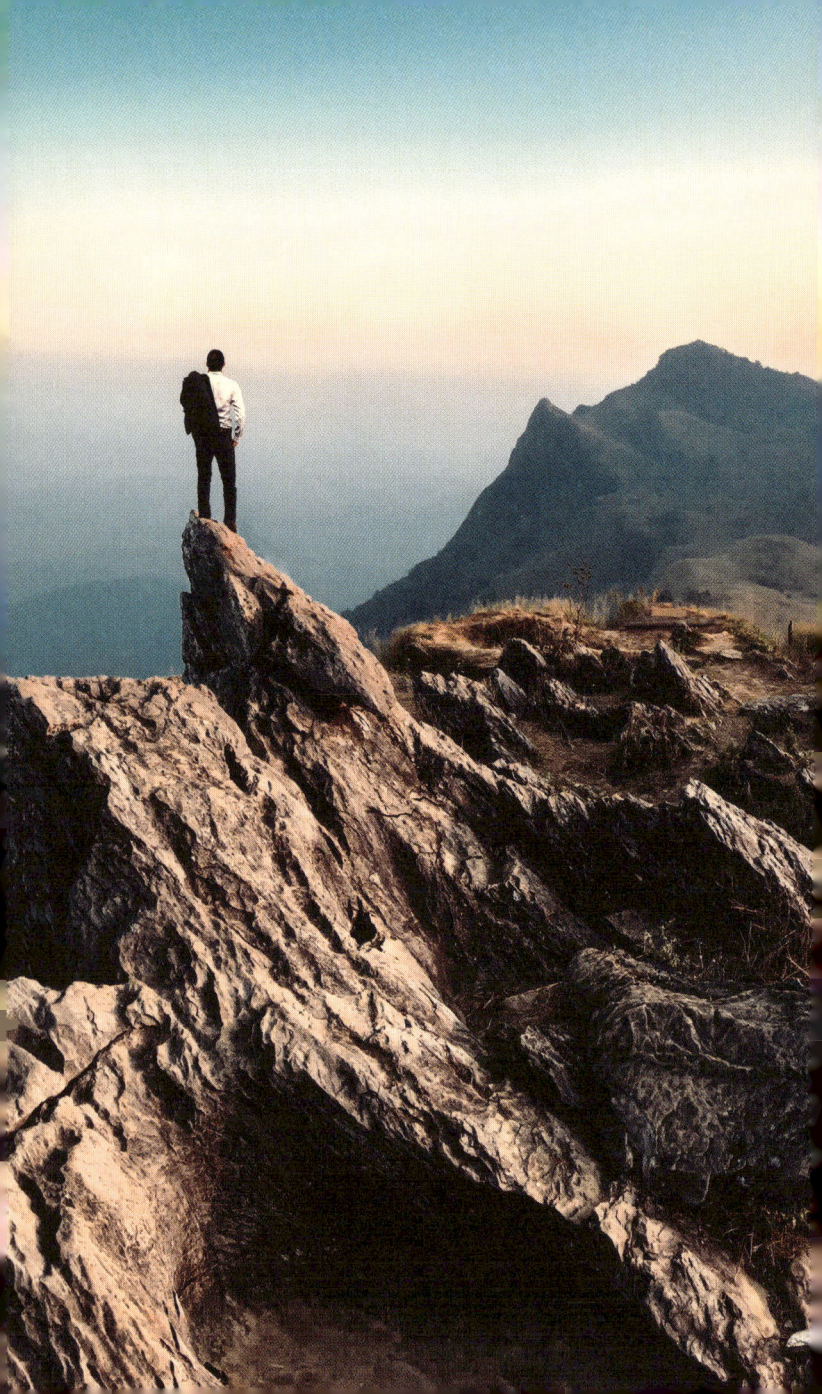

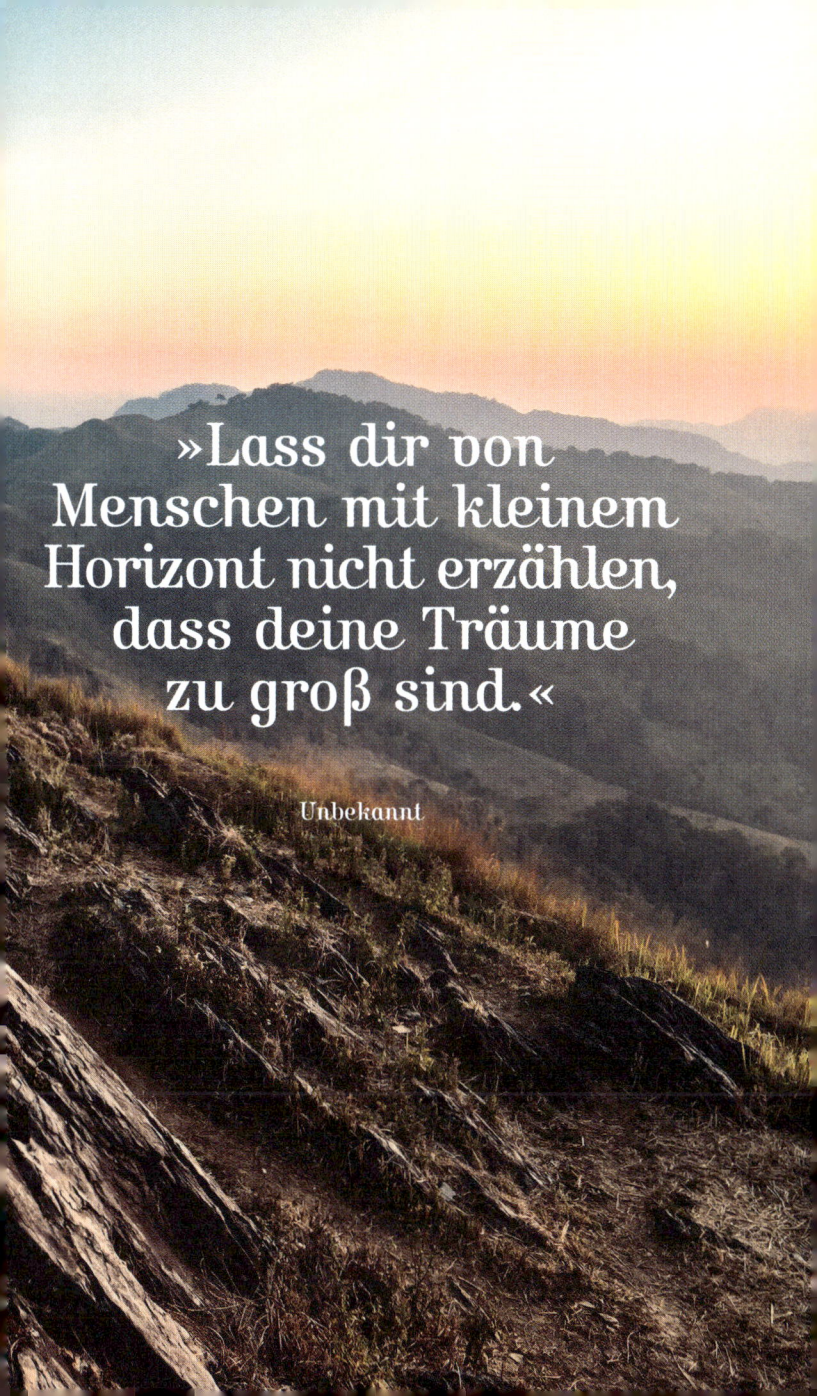

»Lass dir von Menschen mit kleinem Horizont nicht erzählen, dass deine Träume zu groß sind.«

Unbekannt

Bezugsquellen

Was ist was und wo kann ich es kaufen?

Açai-Beeren
sind besonders reich an Antioxidantien und damit ein wahres
Superfood. Man kann sie in
pulverisierter Form im Bioladen
oder online kaufen, zum Beispiel
unter *www.nu3.de.*

Aktiv- oder Kaffeekohle
wirkt Magen- und Darmverstim-
mungen entgegen und wird in
der Apotheke angeboten.

Aprikosenkerne
ähneln geschmacklich der Mandel.
Man bekommt sie im Bioladen
oder Reformhaus.

Aronia- oder Apfelbeeren
Die violetten Power-Beeren
findet man getrocknet oder als
Saft im Reformhaus, Bioladen
oder online zum Beispiel unter
www.aronia-original.de.

Chiasamen
liefern eine extragroße Portion
Omega-3-Fettsäuren und sind im
Bioladen sowie im gut sortierten
Supermarkt erhältlich.

Eiweißpulver
Ein besonders GLYX-niedriges
Eiweißpulver wird aus Erbsen
hergestellt und ist über
www.fidolino.com erhältlich.

Erdmandeln
sind die Wurzelknollen einer
Grasart und trotz geschmacklicher
Ähnlichkeit nicht mit der Mandel
verwandt. Man bekommt sie im
Bioladen, Reformhaus oder online
zum Beispiel unter *www.nu3.de.*

Gerstengras
gibt es getrocknet oder als
Pulver im Bioladen oder online
zu kaufen, zum Beispiel unter
www.tausendkraut.com.

Ghee
bekommt man im Bio- oder
Asialaden, allerdings kann man
es auch ganz einfach selbst
herstellen. Butter bei niedriger
bis mittlerer Temperatur erhitzen
und den entstehenden Molke-
schaum abschöpfen, bis das
flüssige Fett ganz klar ist.

Gojibeeren
sind wahre Vitalstoffbomben.
Man bekommt sie im Bioladen
oder online zum Beispiel unter
www.naturscheune.de.

Hanföl
ist ein hervorragender Omega-3-
Lieferant. Es ist im Reformhaus,
Bioladen oder online zum Beispiel
über *www.globovita.de* erhältlich.

Kakaonibs
Die leckeren kleinen Stückchen der rohen Kakaobohne bekommt man im Bioladen oder Reformhaus.

Kieselsäure oder Siliziumoxid
sorgt für gesunde Haut, Haare und Fingernägel. Man bekommt sie in der Apotheke oder im Reformhaus.

Kokosblütenzucker
besticht durch seinen besonders niedrigen GLYX-Wert und ist im Bioladen oder online, zum Beispiel unter *www.govinda-natur.de*, erhältlich.

Love-Tuner
Die Healing-Ton-Frequenz der Flöte beruhigt und wirkt sich sofort positiv auf die Stimmung aus. Erhältlich über *www.fidolino.com*.

Matcha
Den pulverisierten Grüntee aus Japan bekommt man im Bio- oder Asialaden oder online zum Beispiel unter *www.matchashop.de*.

Mini-Trampolin
Ein effektiver Heim-Trainer, der die Laune sofort hebt. Online unter *www.fidolino.com* erhältlich.

Miso-Paste
Die würzige japanische Paste aus vergorenen Sojabohnen kauft man am besten in Bio-Qualität im Bioladen oder Reformhaus.

Moringapulver
wird aus den Blättern des Meerrettichbaums hergestellt. Es ist online zum Beispiel unter *www.pura-moringa.de* erhältlich.

Schwungmasse- oder XCO-Hanteln
in die Trampolin-Session einbauen und den Trainingseffekt um 30 Prozent erhöhen. Über *www.fidolino.com*.

Wakame-Algen
Die japanische Braunalge bekommt man getrocknet im Asia- oder Bioladen.

Yacón
ist als Sirup oder Pulver ein gesunder Zuckerersatz und online zum Beispiel unter *www.mysuperfood.de* zu kaufen.

Smarte Bodyguards

Manchmal kann man etwas Unterstützung bei Smart Aging sicher brauchen. Der kleine Online-Shop Fidolino berät noch am Telefon – und liefert ausgewählte gute Dinge nach Hause: vom Trampolin über den Spiralschneider zum kohlenhydratfreien Eiweißpulver.

Smart Aging aktiv

»Fatburner-Trampolin« Den fröhlichsten Hometrainer der Welt gibt's in vier Gewichtsklassen von 30 bis 180 kg Körpergewicht. Passt zum Training: »X-Co-Trainer«. Die Hanteln mit Schwungmasse erhöhen den Trainingseffekt um 33 Prozent. Kompressions-Leggings verringern den Beinumfang, reduzieren Cellulite, verfeinern das Hautbild, machen formschöne Beine. In verschiedenen Größen, auch als Body-Version bis zum Brustansatz.

Vibrationstraining auf einem guten Hightech-Gerät ist das moderne Training für Zeitlose. Mit seitenalternierender Muskelstimulation (von Massage-Effekt bis HII-Training) trainiert man in wenigen Minuten Beine, Bauch und Rücken, stärkt die Knochen, baut Muskeln auf und Fett ab, entspannt den gesamten Körper.

Smart Aging entspannt

»Lovetuner« Der Trend aus den USA. Eine Flöte, die der berühmte Arzt und Philosoph Deepak Chopra all denen empfiehlt, die keine Zeit zum Meditieren haben. Ein kleines Juwel, das mit seinem Klang (dem Healing-Ton 528 Hz) mitten ins Herz trifft. Eine Flöte, die mit nur einem Ton eine Welle von Zufriedenheit in uns erzeugt, uns »in tune« bringt mit uns selbst. Ganz nebenbei die Ausatmung verlängert, den für Entspannung zuständigen Parasympathikus aktiviert, die Lungenkapazität vergrößert und unser Nervensystem beruhigt.

Smart Aging von innen

Eiweißpulver (fast) ohne Kohlenhydrate, mit hoher biologischer Wertigkeit und niedrigem GLYX, mit L-Carnitin und organischem Magnesium. Ohne Farb-, Süß- oder synthetische Aromastoffe. Auch vegan. Oder essenzielle Aminosäuren als Pressling.

Bittertrunk: Uralte kaukasische Kräuterrezeptur aus Blüten und Kräutern mit bewährten Bitterstoffen.

Bioaktivstoffkonzentrat aus Obst, Gemüse, Kräutern und Gewürzen. Enthält eine Vielzahl von wertvollen

Pflanzenstoffen, etwa alle B-Vitamine, Vitamin C, Provitamin A aus Algen und natürliches Vitamin E.

AUCH DAS HILFT:
Pflanzliches **Kalzium, Vitamin K2** und **Vitamin D3** tragen zur Knochengesundheit bei.
Ein frisch zubereitetes Enzym-getränk versorgt uns mit **aktiven Mikroorganismen** und **probiotischen Bakterien**.
Aktiviertes Kurkuma ist eine der am besten untersuchten Natur-substanzen, ein Tausendsassa. Wundervolle Kombi: **OPC (Trauben-kernextrakt)** plus **Acerola.**

Vitamin B-Komplex mit allen acht B-Vitaminen. Die Vitamine B2, B3, B6 und B12 unterstützen die normale Funktion des Nerven-systems und tragen zur Verringerung von Müdigkeit und Erschöpfung bei. Vitamin B7 (Biotin) trägt zur Erhaltung normaler Haut und Haare bei.

Smart Aging Küchenhelfer
Power-Mixer Der Alleskönner ist in der Smoothie-Küche unver-zichtbar! Für Nussmus, Pesto, cremige Smoothies, Eis, kalte Suppen und gefrorene Drinks. Mit 32.000 U/Min kriegt er neben Obst und Gemüse auch Nüsse, Linsen, sogar Eiswürfel und Avocadokerne klein. So werden die Zellwände aufgespalten und

viele Nährstoffe so erst für den Körper verfügbar.

Raw-Geräte Die trendigen Dörr-Öfchen gibt's in ver-schiedenen Größen. Sie trocknen vitaminschonend zwischen 30 und 70 °C Obst, Gemüse, Pilze und Kräuter, backen Kuchen-böden, Pizza und Brot.

Spiralschneider Er zaubert im Nu aus Zucchini, Möhren, Kohlrabi, Rettich, Äpfeln, Birnen und Co. leckere No-Carb-Spaghetti, dünne Spiralen, Streifen oder Scheiben. Besonders gefragt in der Raw-Food-Küche.

Auch im Sortiment: All-you-can-eat-Schokolade, Analysewaage, Basenbad, Faszienrolle, Flexi-Bar, Getreide-Flocker, Schrittzähler, Puls-Uhr, Schwungmasse-Hanteln, Sling-Trainer, Galileo, Bücher, E-Books, CDs und DVDs …

Bestellen & informieren unter *www.fidolino.com*, Telefon: (0049) (0)89 40268135 Fax: (0049) (0)89 40268134, E-Mail: *info@fidolino.com*

Neues zum Thema Fitness, Smart Aging und Abnehmen gibt's auch alle zwei Wochen im GLYX-Letter (über *www.mariongrillparzer.de*)

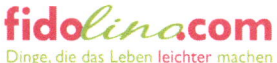

Dinge, die das Leben leichter machen

Register

Ein großes Dankeschön

… an meine Kollegin Nina Thiel, die mir immer gesagt hat »Atmen nicht vergessen!«, wenn der Stress … Sie zeichnet auch für die Yoga-Übungen in diesem Buch verantwortlich. An Susann Kreihe, die die Rezepte in diesem Buch umgesetzt hat. Danke an Tina Engel für die tollen Food-Fotos. Ein Danke natürlich auch an Carolin Friese für die nahezu faltenfreien Porträts. Ein dickes Danke an Annemarie Heinel, die höchstgeduldig und hochprofessionell das ganze Werk begleitete. Dankeschön an den Christian Verlag und all die tollen Menschen, die dort ihre Begeisterung und ihr Wissen beisteuern, ohne das gute Bücher nicht entstehen könnten. Dann noch ein Danke an meine an diesem Buch auch mitdenkende Freundin Jutta Christoph und meinen Mann Wolf – die beide dazu beitragen, dass ich gerne älter werde.

Bildnachweis

Marion Grillparzer: 22, 25, 29, 34, 101, 111, 178

Carolin Friese: 42, 66, 98/99, 147, 161

Tina Engel: 49, 95, 104, 134, 155, 165

StockFood (www.stockfood.de): Hans Gerlach: 45

Flügzüg: 84, 87

Shutterstock (www.shutterstock.com):
Africa Studio: 126; ale de sun: 87; Aleshyn_Andrei: 73; Alex Gukalov: 81; Andrii Orlov: 156; Antonova Ganna: 67, 142; AS Food studio: 175; Barbara Dudzinska: 77, 125; Darren Baker: 129; DenisFilm: 159; DONOT6_STUDIO: 169; Elena Pavlovich: 108;   Elizaveta Galitckaia: 33; Ev Thomas: 173; Fersurfer: 145; Fizkes: 18, 20; Fortyforks: 70; frankie's: 107; Joaquin Ossorio Castillo: 61; Juli Sudnitskaya: 88; Karaidel: 52; Kudla: 12/13, mahey: 54/55; Maram: 90; marcin jucha: 176; Martin Novak: 31; Michael Thaler: 119; Nailia Schwarz: 37; N Azlin Sha: 50; Olga Danylenko: 74; pelfophoto: 57; PictureStudio: 16/17; Rawpixel.com: 28, 113, 151; red mango: 180/181; Rostislav_Sedlacek: 39; Sea Wave: 63; sematadesign: 120; Sergey Mironov: 21; sergeyshibut: 105; Sharomka: 115; Sunlike: 26; Sunny Studio: 167; TeddyandMia: 47; Tomsickova Tatyana: 15; viki2win: 40

Impressum

Produktmanagement: Annemarie Heinel
Textredaktion: Daniela Hansjakob
Korrektorat: Susanne Langer
Layout und Satz: YAY creative / Susanne Eder
Umschlaggestaltung: Helene Avtuschko
Repro: LUDWIG:media, Zell am See
Herstellung: Barbara Uhlig
Texte: Marion Grillparzer
Printed in Slovenia by Florjancic

Unser komplettes Programm finden Sie unter

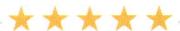 www.christian-verlag.de

Die Deutsche Nationalbibliothek verzeichnet diese Publikation in der Deutschen
Nationalbibliografie; detaillierte bibliografische Daten sind im Internet über
http://dnb.d-nb.de abrufbar.

© 2017 Christian Verlag GmbH, München
ISBN 978-3-95961-143-5
Alle Rechte vorbehalten

★ ★ ★ ★ ★

Sind Sie mit diesem Titel zufrieden?
Dann würden wir uns über Ihre Weiterempfehlung freuen.

Erzählen Sie es im Freundeskreis, berichten Sie Ihrem Buchhändler
oder bewerten Sie bei Onlinekauf. Und wenn Sie Kritik, Korrekturen,
Aktualisierungen haben, freuen wir uns über Ihre Nachricht an
Christian Verlag, Postfach 40 02 09, D-80702 München oder per
E-Mail an *lektorat@verlagshaus.de*

Ebenfalls erhältlich ...

ISBN 978-3-86244-973-6

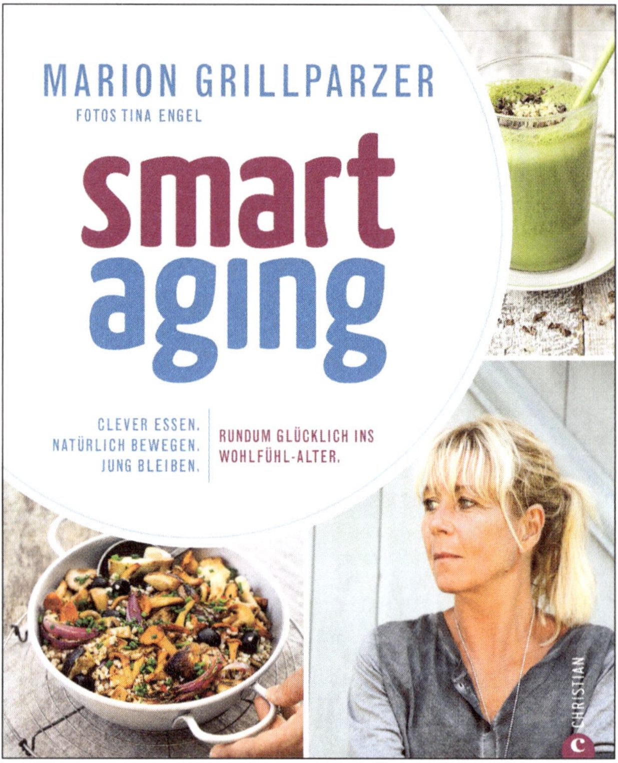

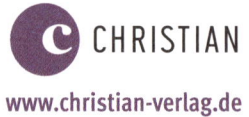